LE CITRON ET SES VERTUS

Du même auteur

Du même auteur, aux Éditions Michel Lafon :

Les Vertus de la bière, 2002
Les Bienfaits des huiles, 2001
Les Vertus des tisanes, 2000
Les Vertus du vinaigre, 1997

Avec Josette Rousselet-Blanc :

Les Aliments mythiques qui font des centenaires
(éditions Michel Lafon, 1997)

ANNE LAVÉDRINE

LE CITRON ET SES VERTUS

PRESSES DU CHÂTELET

www.pressesduchatelet.com

Si vous souhaitez recevoir notre catalogue
et être tenu au courant de nos publications,
envoyez vos nom et adresse, en citant
ce livre, aux Presses du Châtelet,
34, rue des Bourdonnais 75001 Paris.
Et, pour le Canada,
à Édipresse Inc., 945, avenue Beaumont,
Montréal, Québec H3N 1W3.

ISBN 978-2-84592-358-4

Sommaire

Introduction

Jaune ou vert, le citron compte parmi les fruits les plus universels : il sert à tout ! Aussi utile dans la salle de bains que dans la cuisine, dans le domaine du nettoyage que dans celui de la santé, c'est un concentré de bienfaits.

Né sur les contreforts de l'Himalaya, ce fruit a suivi les armées d'Alexandre le Grand jusqu'en Perse, puis les croisés jusqu'en Italie, où il trouva sa patrie de cœur, avant de gagner tout le pourtour méditerranéen, puis le Nouveau Monde à bord des goélettes de Christophe Colomb. Partout, il a su séduire autant par ses propriétés gustatives que par ses vertus médicinales, cosmétiques ou ménagères.

Ses aficionados ont chanté dans maintes langues son parfum ensoleillé et sa saveur acidulée. Les gourmets savent pour leur part qu'il se marie aussi bien avec la viande qu'avec le poisson, s'épanouit tout autant dans les recettes salées que dans les préparations sucrées, et ils s'entendent à exploiter pleinement les délices de son écorce, de sa chair et de son jus…

I

Le citron dans l'histoire

La naissance du citron

Avant d'être chassée du paradis, Ève aurait dérobé un citron. Longtemps, elle erra avec Adam à la recherche d'un endroit qui pourrait leur rappeler le jardin d'Éden… jusqu'au jour où ils atteignirent le rivage méditerranéen. La première femme aurait alors posé le fruit sur le sol et dit : « Croîs et foisonne, ô fruit du ciel, dans ce jardin digne de toi. »

Selon la mythologie grecque (Diodore de Sicile), l'avant-dernier des douze fameux travaux d'Héraclès (Hercule) consista à dérober des pommes d'or du jardin des Hespérides, symboles de l'amour et de la fécondité… c'est-à-dire des citrons ! Pour ce faire, il dut occire leur gardien, Ladon, le dragon aux cent têtes. Lorsqu'il apporta son précieux butin à Zeus, celui-ci lui accorda en retour l'immortalité.

Pour les Romains, le citron fut créé le jour des épousailles de Jupiter et de Junon, en hommage au couple divin.

À en croire le folklore cinghalais, le citron vert serait, lui, né d'un combat entre deux dieux cobras : leurs crocs devinrent les pépins de cet agrume et leur venin, son jus acide.

La légende de Limone

La légende veut que le citron tire son nom de Limone, fils du dieu Benaco (Benaco étant l'ancien nom du lac de Garde, en Italie) et de la nymphe Phyllis. Malgré le souhait de leurs parents de voir Limone se consacrer à l'agriculture et son jumeau Grineo se vouer à la pêche, les deux jeunes demi-dieux préféraient chasser sur les pentes du mont Baldo. Lorsque Limone fut tué par un sanglier au cours d'une battue, Phyllis supplia son époux de le faire revenir à la vie. Ressuscité et assagi, Limone se serait alors établi dans une anse protégée sur les rives du lac de Garde pour y cultiver l'arbre aux fruits jaunes qui depuis porte son nom...

Le citron et ses cousins

Sur le plan botanique, il semble que tous les membres du genre *Citrus* descendent du même arbre sauvage originaire des forêts du nord de l'Inde. Au fil des siècles et des hybridations – naturelles ou provoquées par l'homme –, les rejetons de cet ancêtre commun ont donné naissance à des espèces extrêmement diverses. Un texte peu connu du médecin sévillan Nicolas Monardes (v. 1493-1588), intitulé *El tratado sobre los cítricos* (« Traité sur les citrus »), originellement publié en latin vers 1540, a posé le premier l'hypothèse d'une origine hybride du citron et de ses cousins. Cet auteur a intuitivement deviné, se fondant sur la simple observation des agrumes cultivés de son temps, une réalité qui ne devait être scientifiquement prouvée qu'à la fin du xxe siècle. Sa conclusion : « Seuls le cédratier (*Citrus medica*), le mandarinier (*Citrus reticulata*) et le pamplemousse (*Citrus maxima*) peuvent être considérés comme de véritables espèces, à partir desquelles se sont créés tous les agrumes cultivés que nous connaissons comme le citron vert (*Citrus aurantifolia*), le citron (*Citrus limon*), l'orange (*Citrus aurantium*) et le pomelo (*Citrus paradisi*). »

Le citron jaune est probablement le résultat d'un croisement entre le cédrat et la lime, ou citron vert. Les dernières études menées par les phytogénéticiens laissent penser que ce dernier aurait vu le jour en Malaisie à la suite de l'hybridation d'un cédratier cultivé et d'un papéda à petites fleurs (*Citrus micrantha*) sauvage – une espèce locale. Pour mieux connaître le citron, un bref survol de sa tribu s'impose.

La bergamote (*Citrus bergamia*)

Il s'agit d'un hybride du limettier et du bigaradier principalement utilisé en parfumerie et dans l'industrie agroalimentaire.

La bigarade (*Citrus aurantium*)

C'est l'orange amère, qui ne se mange que cuite ou confite. En provenance des pays arabes.

Le cédrat (*Citrus medica*)

C'est le premier arbre de la famille *Citrus* arrivé en Europe. Originaire d'Asie comme le citron, il est déjà cultivé à Babylone à l'époque où les Hébreux y sont exilés. Lors de leur libération, ils l'importeront en Palestine ; le cédrat fait partie du rituel de la fête juive de Souccot (fête des Tabernacles, de l'hébreu *succa*, « cabane », d'où son autre nom de fête des Cabanes), qui célèbre les récoltes. Dans le Lévitique, Dieu dit à Moïse d'instruire le peuple : « Vous prendrez, le premier jour, du fruit de l'arbre de hadar, des branches de palmier, des rameaux d'arbres touffus et des saules de rivière. » (Lv, XXIII, 40) Depuis des millénaires, on commémore ainsi la récolte nouvelle avec des « cabanes » symboliques et en apportant au temple deux bouquets, un dans chaque main, le premier composé d'une palme de dattier, d'une branche de myrte et d'une de saule, le second d'un rameau de cédratier porteur d'un fruit. Si l'on ignore, on l'a vu, la date exacte d'importation de cette espèce en Israël, le cédratier y était suffisamment connu à l'époque du second Temple pour figurer sur des monnaies hasmonéennes (IIe-Ier siècle av. J.-C.), des fresques dans les synagogues et des mosaïques. L'historien Flavius Josèphe (IIe-Ier siècle av. J.-C.) rapporte une autre coutume intéressante liée à ce fruit : lorsqu'un prêtre déplaisait à ses ouailles, celles-ci le bombardaient sans merci avec des cédrats ! Le Talmud évoque plusieurs exemples de ministres du culte ainsi blessés par des tirs de fidèles en colère… On ignore si c'est pour cette raison qu'aujourd'hui encore, aux Pays-Bas, la loi interdit de lancer un citron vers un policier !

De leur côté, les Grecs l'ont rapporté de Perse, d'où son nom de « citronnier de Médie » et son nom savant de *Citrus medica*. Pline, lui, ne l'appréciait guère, comme en témoigne cette description dans son *Histoire naturelle* (XXXI) : « Il est un autre arbre de même nom (*Citrus medica*, L.) (XII, 7), portant un fruit dont l'odeur et l'amertume sont en exécration à certaines personnes ; d'autres les recherchent ; on décore les maisons avec cet arbre, dont il ne faut pas parler plus longuement. »

Ce gros fruit sphérique (dont la taille peut varier de celle d'un citron à celle d'un melon), à peau bosselée, très aromatique, à pulpe peu acide mais amère, est généralement consommé confit (notamment son écorce) dans le sucre ou le sel. À noter : il existe aussi une variété de cédratier à petits fruits très acides (*Citrus medica acida*). Le cédrat se révèle en outre très proche sur le plan génétique d'agrumes sauvages de Nouvelle-Guinée, d'Australie et de Nouvelle-Calédonie.

Citrons noirs, citrons rouges

Les citrons noirs, appelés *loomi* au Moyen-Orient (ou parfois « citrons d'Oman », « citrons de Bassora » ou « *noumi Basra* »), sont un ingrédient prisé des recettes iraniennes, irakiennes et koweïties notamment. En fait, il s'agit de citrons verts séchés au soleil après avoir été mis à bouillir dans de l'eau salée, ce qui leur confère une saveur particulière. Ils s'achètent entiers ou en poudre et s'utilisent moulus (au moulin à café, par exemple).

La lime rouge d'Australie *(Citrus australasica var. sanguinea)* est une variété spécifiquement australienne de lime digitée qui se distingue par sa chair rose à rouge et son écorce variant du rouge au violet, voire au noir. L'hybridation de cet arbre avec la lime 'Rangpur' (*Citrus jambhiri* 'Rangpur') donne la lime sanguine d'Australie.

Le combava *(Citrus hystrix)*

Ce petit fruit de couleur verte à la peau bosselée, aussi parfois appelé « lime kaffir », « limettier hérissé » ou encore « makrut », appartient en réalité à la famille des papédas. C'est un ingrédient essentiel pour les cuisiniers d'Asie du Sud-Est, qui emploient ses feuilles (vendues fraîches, séchées ou congelées dans les épiceries orientales sous le nom de *bai makrut* en thaïlandais ou de *daun jeruk purut* en indonésien) et sa pulpe. Les feuilles séchées sont moins parfumées.

Le kumquat (*Citrus japonica*)

C'est le plus petit de tous les citrus.

La limette (*Citrus lumia*)

C'est la lumie des botanistes d'antan. Gallesio, en 1811, parlait de « lime sucrée » ou de « limon orangé à jus doux » et voyait en elle la mythique pomme d'Adam. Pour lui, il s'agissait d'un hybride du cédrat et de l'oranger. Les recherches génétiques les plus récentes ont révélé que ce gros fruit arrondi ou en forme de poire doté d'une écorce jaune très épaisse résultait en fait de deux hybridations successives du cédrat avec le pomelo, puis avec le citron. Parmi les variétés les plus répandues figurent la lumie pomme d'Adam, la lumie poire du commandeur et la limette de Marrakech, aussi appelée limon doux.

La limette douce (*Citrus limetta*)

Issue d'une hybridation limette/citron vert, elle porte aussi le nom de limette douce de Palestine ou d'Inde.

La mandarine (*Citrus reticulata*)

Cette espèce englobe toutes les variétés de mandarine, clémentine et tangerine.

L'orange douce (*Citrus sinensis*)

C'est notre orange. Mais cette orange douce n'ayant fait son apparition sur les marchés européens qu'au XVe siècle, toutes les mentions du mot « orange » dans des textes antérieurs à cette date font référence à l'orange amère, c'est-à-dire au fruit du bigaradier.

Le pamplemousse (*Citrus maxima*)

À ne pas confondre avec le pomelo (voir ci-après). Pour certains auteurs, ce serait lui la véritable *pomo d'Adamo* des textes antiques.

Le pomelo (*Citrus paradisi*)

Souvent improprement désigné par l'appellation de « pamplemousse », c'est en fait un hybride de ce dernier et d'une variété d'oranger.

Le yuzu (*Citrus junos*)

Tout comme le combava, cet agrume oriental appartient à la famille des papédas ; il est issu d'un croisement avec le mandarinier. Il s'utilise au Japon pour la cuisine et les soins de beauté.

Les « faux citrons »

En dépit de leur nom, ces fruits n'appartiennent ni à la variété *Citrus limon* ni à la variété *Citrus aurantifolia*. C'est le cas du citron des collines (*Citrus pseudolimon*), cousin éloigné qui pousse sur les contreforts de l'Himalaya, du citron sambokan (*Citrus sulcata*) et de son cousin le nanshô-daidai (*Citrus taïwanica*), qui appartiennent en réalité à la famille des oranges amères, ou du citron kulu (*Citrus kulu*), de la lime musquée (*Citrus microcarpa*), plus connue sous le nom de calamondin, qui est en fait un papéda. C'est également le cas des nombreux agrumes indigènes d'Océanie comme les diverses limes d'Australie (*Citrus australasica*), la lime sauvage de Nouvelle-Guinée (*Citrus warburgiana*), etc. Le citron ichang (*Citrus cavaleriei*), lui, est un hybride de pamplemoussier et de papéda d'Ichang et le citron verruqueux (*Citrus jambhiri*), un croisement de mandarinier et de cédratier.

Le citron de Volkamer (*Citrus volkameriana*) et la lime khatta (*Citrus karna*) indienne sont pour leur part des hybrides de citron et d'orange amère, tandis que le croisement du citronnier et du mandarinier est parfois appelé « lime de Canton » (*Citrus jambhiri* 'Lemandarin'). Enfin, le citron Meyer (*Citrus meyeri*) et son « frère » le 'Lemonange' (*Citrus jambhiri* 'Lemonange') sont nés des amours d'un citronnier et d'un oranger doux. Le citron ponderosa (*Citrus pyriformis*), de couleur jaune et en forme de poire, est quant à lui un hybride du cédrat et du citron.

Les hybrides rares

Pour achever ce tour d'horizon de la famille agrumes, citons le lemonime, hybride du citron et du citron vert, le bien nommé 'Ugli' (en anglais, *ugly* signifie « laid »), issu d'un croisement entre pamplemoussier, mandarinier et bigaradier, ainsi que tous les hybrides du kumquat, du citremon (kumquat/citron) au calamondin (kumquat/mandarinier amer) en passant par le limequat (kumquat/citron vert).

Les tribulations du citron

Des contreforts de l'Himalaya…

Apparu dans le piémont himalayen, où ses ancêtres et une partie de sa parentèle poussent encore à l'état sauvage, notre citron a gagné la Chine deux mille ans avant notre ère, puis l'Empire perse avant d'essaimer vers le Moyen-Orient, la Mésopotamie, la « terre entre le Tigre et l'Euphrate » et le Bassin méditerranéen.

Les agriculteurs de la région perse de Médie surent les acclimater et même en améliorer la productivité et les propriétés gustatives.

Lorsqu'il marcha vers l'Inde en 327 avant J.-C., Alexandre le Grand découvrit le cédrat, que les scientifiques macédoniens baptisèrent « pomme des Mèdes ». Ses armées le rapportèrent en Grèce, où il fut implanté et cultivé. Le cédratier suivit également les Hébreux, qui avaient appris à l'apprécier, lors de leur libération de Babylone, jusqu'en Palestine. Ses fruits sont indissociables de la fête des Tabernacles.

On a longtemps cru que la Grèce et la Rome antiques ne connaissaient en fait d'agrumes que le cédrat, la pomme médique ou le citronnier de Médie. Cependant, les fouilles réalisées à Pompéi en 1951 ont mis au jour des fresques dépeignant un citronnier dans la casa del Frutteto (« maison du Verger »), une demeure patricienne située sur la via dell'Abbondanza. Sachant que l'antique cité fut anéantie par une éruption du Vésuve en l'an 79, on peut donc affirmer que le citron était déjà cultivé au Ier siècle de notre ère, même s'il s'agissait encore sans nul doute d'une plante rare et précieuse. De fait, même s'ils connaissaient déjà les autres *Citrus* de longue date, les peuples gréco-romains les considéraient comme des arbres quasi mythiques, notamment à cause de leur propension à porter des fruits et des fleurs tout au long de l'année. Les Grecs, par exemple, réservaient au citron une place de choix dans les cérémonies nuptiales.

Le *Banquet des Savants* d'Athénée de Naucratis (1791) se penche sur la question de savoir si les Anciens connaissaient le citron : « Émilien prit la parole, et dit : "Juba, roi de Mauritanie, homme très savant, fait mention du citron dans ses mémoires sur la Libye, et assure que dans cette contrée on l'appelle pomme des Hespérides ; que c'est de là qu'Hercule apporta en Grèce les pommes, que leur conteur fit appeler pommes d'or. Selon le soixantième livre de l'histoire d'Égypte, que nous a laissé Asclépiade, la terre produisit ce fruit pour les noces de Jupiter et Junon." » Démocrite se récrie alors, soutenant que le fruit n'est mentionné dans aucun écrit ancien. L'auteur considère cependant que la « pomme que l'on appelle de Perse ou de Médie », mentionnée dans le livre IV, chapitre 4 de l'*Histoire des plantes* de Théophraste d'Érèse (IIIe siècle av. J.-C.), est bien notre citron. Le premier ouvrage connu mentionnant en détail la culture des agrumes est l'*al-Filahah al-Nabatiyah* (« Livre de l'agriculture nabatéenne »), au IIIe siècle.

Au pourtour méditerranéen…

Les premières véritables cultures citronnières remontent au IVe siècle : Palladius, l'auteur du traité d'agriculture *De re rustica*, en plante sur ses terres de la campagne napolitaine et de Sardaigne. Mais il faut attendre les invasions mauresques des VIIe et VIIIe siècles pour voir la culture des agrumes se propager tout autour du Bassin méditerranéen et vers leurs grandes zones d'implantation actuelles : Tunisie, Algérie, Maroc, Espagne, Portugal, Provence, Italie méridionale, etc. Il se peut d'ailleurs que le citron ait momentanément disparu du sud de l'Europe entre-temps à la suite des invasions barbares (350-400). Le citronnier est présent dès le VIIIe siècle en Irak, à Oman, en Palestine et en Égypte, puis dans les régions européennes sous influence maure comme l'Andalousie et surtout la Sicile, où les plus belles demeures s'entourent de luxuriants jardins d'agrumes. À la fin du XIIe siècle, Ibn al-Awwam, auteur du célèbre traité d'agriculture *Kitabb al fallah* (« Le Livre de l'agriculture »), parle de cultures intensives en Espagne, notamment dans sa région de Séville, tout comme son contemporain Abd al-Latif al-Baghdadi, médecin et grand voyageur, qui décrit de surcroît un certain nombre de variétés cultivées en Égypte à son époque.

Séduits par les essences odorantes qui poussent aux abords de Jérusalem et par leurs fruits acides et juteux, les croisés, Européens de l'Ouest, de l'Est et du Nord, rapportent les agrumes (citron, cédrat et bigarade) dans leurs pays respectifs, tout comme les prunes de Damas ou les abricots d'Alexandrie. L'historien Jacques de Vitry (XIIe siècle) décrit en ces termes les fruits découverts en Terre sainte : « Outre plusieurs arbres cultivés en Italie, en Allemagne, en France et dans d'autres régions de l'Europe, on trouve ici des espèces particulières au pays, dont les unes sont stériles et les autres portent des fruits. On voit encore des arbres, dont les uns donnent des pommes très belles, de la couleur du citron [cédrat], où l'on aperçoit distinctement la marque d'une dent d'homme, ce qui les a fait généralement appeler pommes d'Adam ; les autres produisent des fruits acides et d'une saveur désagréable, qu'on appelle limons. On trouve aussi des cèdres du Liban très beaux et très élevés, mais stériles ; il y a une autre espèce de cèdre, que l'on appelle cèdre maritime, dont la plante est petite mais productive, donnant de très beaux fruits aussi gros que la tête d'un homme. On les appelle citrons, ou pommes citrines », qui seraient les *hadar* du Lévitique. Sans doute des cédrats géants…

La première mention écrite du citron vert et de l'arbre qui le porte, le limettier, apparaît au XIIIe siècle sous la plume d'un auteur arabe. Les Maures introduisent ce fruit qui, tout comme son cousin à peau jaune, a transité par l'Inde et la Perse, en Palestine, en Égypte et en Europe. Pour le médecin de Mantoue Matheus Silvaticus (XIVe siècle), il se confond avec la fameuse pomme d'Adam.

Le citron et ses cousins demeurent longtemps des curiosités et des denrées de luxe en Occident, comme en témoignent les écrits de Léon d'Ostie. Cet auteur raconte qu'en 1002 un prince de Salerne offre des « pommes citrines » (*Poma citrina*) aux princes normands qui l'ont arraché aux griffes sarrasines – des citrons ? des cédrats ? Toujours est-il que ces « pommes citrines » sont alors suffisamment rares et précieuses pour pouvoir constituer un cadeau princier. Son contemporain Hugo Falcandus, chroniqueur de la fin de la période normande en Sicile entre 1154 et 1169 (*Histoire des tyrans de Sicile*, publiée en 1181), insiste lui aussi sur leur rareté. Nicolas Specialis, dans son *Histoire du siège de Palerme*, déplore pour sa part que les armées du duc de Calabre, en 1383, n'aient même pas épargné les « arbres de pommes acides » qui embellissaient de longue date le palais royal de Cubba. On ne trouve d'ailleurs nulle mention du citronnier ni de l'oranger dans les écrits de Pierre de Crescenzi, en 1300. On peut supposer qu'après Naples et la Sicile les agrumes gagnent d'abord les îles méditerranéennes (Sardaigne et Corse), puis les rivages enchanteurs du lac de Garde, où ils s'implantent si bien qu'ils y sont presque considérés comme des espèces indigènes au XVIe siècle, à en croire Augustin Gallo.

À mesure que les échanges commerciaux se développent, et avec eux le goût des produits de luxe que sont les citronniers et les orangers et leurs fruits, l'importation depuis les régions méridionales ne suffit plus. La culture de ces espèces exotiques devient un must. Dans les régions plus septentrionales et plus froides, cela suppose un peu d'ingéniosité et l'on prend l'habitude de cultiver ces plantes dans des pots que l'on rentre l'hiver. Plus tard naîtront des constructions spécifiques, les serres et autres orangeries dotées de moyens de chauffage, dans lesquelles on cultive d'abord des orangers et des citronniers, puis toutes sortes de plantes tropicales. Palladius le premier évoque des toits amovibles en bois pour protéger les plantations, mais c'est aux Vénitiens que l'on doit les premières « limonaies » de la région du lac de Garde, comme la superbe Limonaia del Pra' dela Fam, à Tignale ou la Limonaia del Tesöl, à côté de Limone del Garda. Pour la petite histoire, le nom de cette ville ne doit rien à cette tradition agriculturale et tout à sa position aux confins de l'évêché de Trente, *limen* signifiant « frontière » en latin. Le citron conquiert la Toscane durant la Renaissance grâce aux Médicis, dont les collections d'agrumes comportent aussi des orangers, des bergamotiers, des cédratiers, etc.

La culture des agrumes se propage donc avec les civilisations antiques. En Orient, le citron est cité pour la première fois en 1175. En 1178, le *Traité d'agriculture* de Ji Jia, établi par Han Yanzhi, gouverneur de Wen Chou, énumère et décrit vingt-sept variétés d'agrumes, parmi lesquelles les citrons jaunes et verts.

À partir du XIXe siècle, la Sicile et la Campanie prennent la tête des régions productrices de citron, exporté vers l'Amérique du Nord depuis les ports de Palerme, Naples, Syracuse et Catane. On surnomme souvent la Sicile « terre du soleil » ou « terre des citrons » et, au printemps, les rues de Syracuse sont envahies par les effluves entêtants des fleurs du citronnier, appelées *zagara* (de l'arabe *zahara*).

Jusqu'au Nouveau Monde!

Les citrons jaunes et verts prennent probablement pied dans le Nouveau Monde lors de la deuxième expédition de Christophe Colomb, en 1493, au cours de laquelle il implante le premier établissement européen sur l'île d'Hispaniola (Haïti et République dominicaine). De là, ils gagnent rapidement toutes les Caraïbes et l'Amérique centrale, dont le climat favorise leur épanouissement, en particulier celui du citron vert. Les Portugais, eux, plantent les premiers arbres à agrumes au Brésil. Au milieu du XVIe siècle, on les trouve dans toute l'Amérique du Sud où, se ressemant d'eux-mêmes, ils forment quasi spontanément d'immenses vergers.

Vers la fin du XVIe siècle, les premiers citronniers, limettiers et orangers débarquent sur les côtes de Floride, dans la ville de Saint Augustine, pour partir à la conquête de l'Amérique. Très vite, on cultive les agrumes dans le sud-est des États-Unis, puis en Californie. Lorsque les propriétés antiscorbutiques des agrumes sont démontrées à l'orée du XIXe siècle, la marine britannique met à contribution les planteurs des colonies antillaises de la Couronne, Antigua et la Barbade, avec une préférence pour le citron vert, plus adapté au climat subtropical de ces îles.

Pomme d'Adam, pomme d'or…

Les noms du citron reflètent son parcours géographique : de son origine indienne *neemoo* ou *leemoa* sont dérivées ses appellations sanscrite (*nimbooda*), chinoise (*limung*) et persane (*limoun*). Les Maures l'appelaient *limûn*. Il devint en vieux français « limon », terme emprunté à l'italien *limone*, lui-même dérivé de l'arabo-persan. Le mot apparut dans la langue française en 1351. De là vient le mot « limonade » qui, contrairement à « limon », existe encore aujourd'hui. Le terme « citron », né en 1398, du latin *citrus* et du grec *kitron*, désignait initialement le cédrat. Il remplaça graduellement « limon » dans la langue populaire. Aujourd'hui, les Italiens et les Espagnols comme les Britanniques ont conservé l'ancienne racine (*limone*, *limon*, *lemon*), tandis que les Allemands ont adopté le terme proche du nôtre de *Zitrone*.

Cette évolution complique singulièrement les études sur le parcours historique du citron. En effet, longtemps, les auteurs européens utilisèrent le terme générique « citrus », même si, en Italie comme dans le sud de la France, on l'appelait déjà habituellement « limon ». Et, dans les ouvrages botaniques, ce terme désignait tantôt le limon, tantôt le cédrat ou l'orange... Pour certains, la pomme d'Adam est un gros citron, pour d'autres, une variété d'orange ou de cédrat, ou encore une limette, ou une lumie...

Et comme si cette confusion ne suffisait pas, certains confondent citrus et cèdres. Dans le livre XIII-XXXI de son *Histoire naturelle*, intitulé « Du citron », Pline évoque ainsi une forêt de l'Atlas, non loin de la Mauritanie « où le citre (*Thuya articulata*, Desfont) se trouve en abondance ». Mille ans plus tard, Jacques de Vitry présente comme des espèces voisines des agrumes de Palestine qu'il vient de décrire : « Des cèdres du Liban très beaux et très élevés, mais stériles ; il y a une autre espèce de cèdre, que l'on appelle cèdre maritime, dont la plante est petite mais productive, donnant des très beaux fruits aussi gros que la tête d'un homme. On les appelle citrons, ou pommes citrines. »

La plupart des auteurs écrivant en latin ignoraient comment désigner ce fruit. Ainsi, dans une injonction aux marchands limonadiers rapportée par Nicolas Delamare dans son *Traité de police* (1729), celui-ci parle de « citri », comme si le terme courant de « limon », trop vulgaire, ne pouvait s'employer dans un texte officiel.

Ajoutons à cela l'emploi du mot « lime » pour les citrons verts qui, lui, viendrait du provençal *limo*. Il apparut dans notre langue en 1555, suivi en 1782 de son dérivé « limette », qui désigne normalement la limette douce… mais aussi parfois le citron vert « classique ». Les trois termes italiens *lima, limetta, lumìa* se rapportent à un agrume semblable au citron doux, mais les vocables dialectaux peuvent désigner des espèces différentes d'agrumes.

Un médecin de Mantoue clarifie un peu les choses au milieu du XIIIe siècle : « Le citron est l'une des espèces de pommes citrines, qui sont au nombre de quatre : premièrement, le citron ; deuxièmement, l'orange ; troisièmement, le cédrat ; quatrièmement, le fruit vulgairement appelé lime. […] Le citron est un beau fruit à l'odeur agréable. Sa forme est plus allongée que celle de l'orange, mais, comme celle-ci, il est empli d'un jus acide très indiqué pour assaisonner les viandes. »

Le citron et la civilisation

Citron et tradition

À mesure qu'il s'ancrait dans le quotidien des populations, le citron devint indissociable des traditions des régions où il était cultivé. Ainsi, parmi les petits cadeaux que la Befana, personnage traditionnel du folklore italien aux traits de sorcière, apporte aux enfants le 6 janvier à l'occasion de l'Épiphanie, figurent entre autres des citrons. À Menton, haut lieu de la citriculture depuis le XVe siècle, une fête du citron se tient dans les jardins Biovès depuis 1934, au moment du mardi gras. Les visiteurs peuvent alors découvrir les collections du palais Carnolès, riches de plus de cent variétés d'agrumes, parmi lesquelles la lumie poire du commandeur avec ses grappes de grosses fleurs parfumées. En février, la ville sicilienne de Syracuse, détentrice d'une appellation d'origine contrôlée pour ses citrons, organise elle aussi une grande manifestation autour de ce fruit. L'ère numérique n'a pas tourné le dos à cet agrume, puisqu'il existe aujourd'hui sur le réseau social Facebook un groupe italien d'« adorateurs du dieu citron » (*adoratori del dio limone*).

Citron à l'abordage !

On dit qu'un citron vert sur fond noir ornait le drapeau d'un des plus grands vaisseaux corsaires de l'île antillaise de Saint-Barthélemy (grand repaire de corsaires pendant plus de deux siècles). Le cri de guerre de ses marins lorsqu'ils attaquaient un vaisseau britannique au nom du roi de France était « Saint-Barth d'abord ! » Histoire vraie ou légende ? Toujours est-il qu'aujourd'hui ces couleurs et cette devise symbolisent le peuple fier de ce petit paradis tropical.

Expressions « citronnées »

Le citron et son mode d'utilisation sont passés dans notre langue : ainsi, on dira d'un patron particulièrement exigeant qu'il « presse ses employés comme des citrons ». « Se presser le citron » signifie se creuser la cervelle, tandis que se « magner le citron » veut dire se dépêcher. Les doreurs à la feuille utilisent quant à eux parfois de l'« or citron », qui se caractérise, on s'en doute, par sa couleur, liée à sa composition : 945 ‰ d'or et 55 ‰ d'argent (contre 980 ‰ d'or, 10 ‰ d'argent et 10 ‰ de cuivre pour l'or jaune ou 945 ‰ d'or et 55 ‰ de cuivre pour l'or rouge par exemple).

Dans les pays anglo-saxons, les expressions métaphoriques construites autour du citron ne sont guère flatteuses : un *lemon* est un objet inutile ou en mauvais état de fonctionnement, ou encore un individu point trop brillant… Outre-Atlantique, on appelle d'ailleurs « *lemon law* » la législation qui oblige les constructeurs à remplacer un produit défectueux.

En Italie, le citron symbolise, selon un proverbe de la région du Latium, le caractère volage des femmes : « Le cœur de la femme est comme un citron : un quartier à celui-ci et un autre à celui-là. » En Campanie, il prend un caractère vindicatif : « Je te ferai manger un citron ! », dit-on à qui vous a offensé.

Prix Citron pour personnalités acides…

Dans les années 1950, les journalistes créèrent le prix Citron, décerné à une célébrité réputée pour son mauvais caractère. Depuis 1981, cette manifestation a lieu dans le cadre du tournoi international de tennis de Roland-Garros et récompense les joueurs professionnels dotés d'une « personnalité forte en zeste et en caractère ». L'habitude est néanmoins restée de distribuer des prix Citron en guise de bonnet d'âne, comme l'a fait l'Union des associations pour la défense du littoral (UADL) de Bretagne et des Pays de la Loire à des maires dont elle juge le comportement contraire à la protection du littoral.

Citron et culture

Des poètes antiques à Serge Gainsbourg...

Virgile le surnomme « pomme heureuse » en hommage à ses vertus et chante ses louanges dans sa deuxième *Géorgique*: « La Médie produit cette pomme salutaire dont les sucs amers et la saveur persistante composent une vertu sans pareille pour chasser des membres de la victime le noir poison que de cruelles marâtres ont versé dans une coupe, en y mêlant des herbes et des paroles maléficieuses. » (II, 130).

Dans le *Wilhelm Meister* de Goethe, la charmante Mignon nous interroge: « *Kennst du das Land, wo die Zitronen blüh'n?* » (« Connais-tu le pays où fleurissent les citronniers? »). Bien d'autres poètes ont tressé des lauriers à ce fruit ou à l'arbre qui le porte. La fleur du citronnier figure pour sa part un symbole de la fidélité amoureuse. On citera ainsi le Britannique Tennyson, qui dépeint une citronneraie enchanteresse et enchantée dans ses *Recollections of the Arabian Nights*: « *Far off, and where the lemon grove/In closest coverture upsprung/The living airs of middle night/Died round the bulbul as he sung...* » dans les jardins du calife Hâroun al-Rachîd. Pablo Neruda est l'auteur d'une « *Oda al limón* » dans laquelle il chante son parfum et sa fraîcheur, le comparant à une coupe jaune de miracles... « *Naranja y limón* » (« Orange et citron ») figure dans le recueil de poèmes le plus connu de Federico García Lorca, *Romancero gitano* (1928). Celui-ci dédie aussi un inédit, conservé dans les archives Lorca, à son ami Rafael Alberti, « Toi, tout blond et archiblond/sang de citron et de sable/Alberti, petit oiseau tendre/citron des citronniers. » En Italie, Eugenio Montale (1896-1981) nous offre *I Limoni*, qui exalte le parfum des citrons, « richesse des pauvres ».

La saveur du fruit a inspiré les poètes, de Gérard de Nerval – « Reconnais-tu le temple au péristyle immense, Et les citrons amers où s'imprimaient tes dents ? » (*Les Chimères*, *Delfica*) au Grec Constantin Cavafy : « Dans une île de citrons amers » (*Citrons amers*). C'est également le titre français de *Bitter Lemons of Cyprus*, de Lawrence Durrell, dans lequel il relate son séjour à Chypre dans les années 1950.

On doit également au poète japonais Kotaro Takamura (1883-1956) une émouvante « Élégie du citron » dans laquelle la dernière joie terrestre de la belle Chiéko, sur son lit de mort, est un citron : « Vos belles dents le croquèrent. / Le parfum couleur topaze s'exhala. / Quelques gouttes de jus de citron du ciel / Brusquement éclairèrent votre conscience. » Depuis, l'auteur pose devant la photo de la défunte « aujourd'hui encore, un citron qui luit fraîchement ».

Le citron figure également dans quantité de chansons, notamment chez nos voisins transalpins avec le succès « Gelato al limon » de Paolo Conte, entièrement consacré à ce dessert, « Una fetta di limone », d'Enzo Jannacci (1960) et « Le fragole buone buone... con il limone ! » de Luca Carboni (1984), mais aussi « Limón y Sal » de Julieta Venegas, « Lemon Tree », de Peter, Paul and Mary (1962), « The Lemon Song », de Led Zeppelin (1969), « Lemon », de U2 (1993), « Lemon Tree », de Fool's Garden (1995), sans oublier « Inceste de citron », mise en paroles d'une valse de Chopin par Serge Gainsbourg pour sa fille Charlotte, avec un jeu de mots audacieux un zeste/inceste.

Toiles citronnées

Le jaune des citrons égaie bien des natures mortes célèbres, dont celle de Zurbaran exposée au musée de Pasadena, en Californie (*Nature morte*, 1633) ou celles de Willem Claeszoon Heda (*Nature morte*, 1634 ; *Nature morte au hareng*, 1629), mais aussi *La Chambre rouge* d'Henri Matisse (1908) ou celles de Fernando Botero (*Nature morte au journal* (1998), *Nature morte avec lampe* (1997)). Matisse a même réservé à ces agrumes la place d'honneur dans son *Citrons et saxifrages* (1943).

Rêves de citron

D'après le Talmud, rêver de citrons ou de cédrats indique que Dieu juge le rêveur particulièrement digne d'intérêt. Dans la symbolique globale des rêves, les connotations négatives liées à la saveur aigre de ce fruit sont compensées par l'énergie positive dégagée par sa couleur jaune vif. Rêver que l'on coupe un citron peut ainsi être un moyen pour votre subconscient de vous aider à voir les obstacles sur votre chemin, mais aussi de souligner votre capacité de surmonter ceux-ci, de les « trancher ». Si vous rêvez que vous pressez des citrons, cela signifie sans doute que vous traversez une période difficile, et vous évertuez à régler vos problèmes un à un.

Magie jaune

Porte-bonheur

En Inde, les citrons sont réputés conjurer le mauvais sort. En hommage à son action bénéfique, on en suspend, enfilés sur une cordelette, aux chars qui défilent lors de la fête de Ganesh, le dieu à tête d'éléphant. Les boutiquiers, eux, accrochent sur le seuil de la porte de leur magasin un tout petit citron et un piment en guise de porte-bonheur et afin d'écarter toute influence maléfique. On retrouve également cette coutume dans le film bollywoodien *Hum Dil De Chuke Sanam*, de Sanjay Leela Bhansali (1999), dans lequel Aishwarya Rai interprète la chanson « *Nimbooda Nimbooda* » (« Petit citron, petit citron »), dont les paroles peuvent se traduire ainsi : « Pour être préservé du mauvais œil des amoureux, coupe simplement un citron acide en deux avec un couteau acéré, et quelle magie ce petit citron accomplira ! Regarde : le mauvais œil s'aigrira et tombera dans le bas-côté. » Les citrons protègent du mauvais sort (et les jolies filles du regard concupiscent des jeunes gens !) et peuvent même rompre un sortilège. La tradition veut d'ailleurs que, dans certaines régions, l'on donne un citron aux mariées afin de leur porter chance. Il semble que cette croyance soit liée au pouvoir purificateur de cet agrume car, en Inde, on pense que le mal est attiré par la saleté et les mauvaises odeurs. Pour les mêmes raisons, on recommande de prendre à la pleine lune des bains purificateurs d'eau très chaude additionnée du jus de deux ou trois citrons.

Vous pouvez aussi confectionner un porte-bonheur d'inspiration vaudoue en plantant des clous et des épingles à tête colorée (surtout pas noires !) dans un citron vert, que vous laisserez ensuite sécher au soleil. Aux Antilles, on dit qu'enterrer ce talisman sous la fenêtre d'un malade garantit sa guérison.

Consolider l'amitié

Placer un zeste de citron sous la chaise d'un de vos invités garantit une longue amitié.

Charmes d'amour

Une coutume portugaise recommande aux amoureux, qui veulent se réconcilier avec leur bien-aimée après une querelle, de piquer un citron avec une épingle en disant: « Comme je pique ce citron, je pique ton cœur. Puisses-tu ne manger, ni boire, ni dormir, ni avoir de repos avant que tu ne sois venu(e) me parler. » Succès garanti si l'on répète l'opération trois soirs de suite après l'angélus.

Si l'élu(e) de votre cœur vous repousse, essayez cette méthode indienne: semez quatre pépins d'un citron que vous aurez mangé dans des pots remplis l'un de terre provenant du jardin de votre père, le deuxième de terre du jardin du père de l'aimé(e), le troisième de terre du jardin de l'aimé(e) et le dernier du vôtre. En admettant que vous disposiez de tous ces jardins, si l'arbrisseau planté dans la terre du jardin de votre père meurt alors que celui planté dans la terre de votre futur beau-père s'épanouit, tous les espoirs sont permis. Il ne vous reste plus qu'à offrir ce citronnier à l'aimé(e) pour qu'il ou elle s'éprenne de vous!

Plus prosaïquement, dans le Middle West, on conseille aux épouses de faire souvent des tartes au citron pour s'assurer de la fidélité de leur mari. Quand la gastronomie rejoint la magie…

Citron mortel

L'ethnologue Paul Sébillot révèle que certains peuples pensaient qu'il suffisait pour qu'un ennemi périsse dans d'atroces souffrances de jeter à la mer un citron piqué de clous en prononçant une formule magique. Le seul moyen d'éviter le drame consistait pour la victime à récupérer le fruit intact afin de pouvoir dénouer le sortilège.

Purifier les instruments du culte

Les adeptes de la magie utilisent également le jus de citron pour nettoyer les ustensiles utilisés par d'autres officiants, afin d'éliminer les vibrations parasites laissées par l'aura de leur prédécesseur.

2

Le citron, mode d'emploi

L'habitat naturel du citronnier s'étend du 40e parallèle nord au 40e parallèle sud. Il englobe la Californie, l'Arizona, l'Argentine, l'Uruguay, et s'étend au Bassin méditerranéen (Italie, Espagne, Turquie, Grèce), l'Afrique du Sud. On dit aussi que, pour prospérer, le citronnier a besoin de sentir l'air de la mer… ce qui explique que la plupart des régions productrices de citron soient baignées par les flots.

Cultiver un citronnier

Le citronnier pousse en pleine terre sous tous les climats de type méditerranéen. Son cousin à fruits verts, lui, exige des températures plus chaudes et s'épanouit davantage dans les zones tropicales. Ces arbustes (ils dépassent rarement 5 mètres de haut) à l'écorce verte et épineuse avec des branches souples, des feuilles alternes persistantes et odorantes et des fleurs blanches parfumées comptent parmi les rares espèces végétales capables de fleurir et de fructifier toute l'année. Un même arbre peut porter en même temps des fleurs, des fruits immatures et des fruits mûrs (jusqu'à 1 500 ou 2 000 fruits pour un citronnier adulte).

Si les agrumes se distinguent par leur résistance et leur longévité – une légende veut qu'un couvent romain possède encore dans son jardin un oranger planté par saint Dominique lui-même au XIIIe siècle! –, le citronnier craint terriblement le gel et peut succomber en deçà de – 5 °C. C'est dire que sa culture en pleine terre est rarement possible en France... Mieux vaut opter pour la culture en pot, que l'on rentrera l'hiver dans un endroit ensoleillé et frais. Si tout va bien, un arbre peut donner plusieurs centaines de fruits par an et vivra environ quatre-vingts ans.

Semis, bouturage ou plant

S'il est incontestablement amusant de récolter et de faire germer les pépins d'un citron que l'on vient de déguster, sachez qu'il faudra des années (et une bonne dose de chance) avant d'obtenir un citronnier digne de ce nom, *a fortiori* des fruits – comptez au moins cinq ans.

Semis

Si vous souhaitez cependant vous lancer dans l'aventure, utilisez des graines aussi fraîches que possible. Si vous trouvez des graines déjà germées à l'intérieur d'un citron, plantez-les immédiatement. Laissez les autres pépins tremper pendant une nuit dans un verre d'eau et éliminez au matin ceux qui flottent à la surface. Glissez les graines sélectionnées dans une enveloppe que vous placerez pendant trois semaines au réfrigérateur (la graine de citron a besoin d'une période de dormance). Plantez-les ensuite dans des pots individuels remplis d'un mélange moitié-moitié de terreau et de sable, puis placez vos semis au chaud (20-25 °C). La germination devrait survenir dans les trois semaines.

Bouture

Pour prélever une bouture de citronnier, coupez en biseau une pousse de l'année précédente et détaillez-la en tronçons de 15 à 25 centimètres. Supprimez les feuilles de la partie à enfoncer dans le sol. Enrobez les tiges d'hormone de bouturage, puis plantez-les dans un terreau léger. Gardez ces plantations au chaud (20-25 °C) en les vaporisant régulièrement d'eau. Vous conserverez les boutures les plus vigoureuses. La meilleure période pour cette opération est le début du printemps.

Un citronnier en pot

La solution la plus simple consiste à acheter un plant de citronnier en pot, que vous rentrerez l'hiver à l'abri du froid. Placez-le en plein soleil et à l'abri du vent.

Planter un citronnier en pleine terre

Les chanceux qui vivent sous un climat particulièrement doux peuvent tenter le repiquage en pleine terre au printemps. Veillez à choisir une variété adaptée à votre climat, en sachant que certains plants avec un porte-greffe se révèlent plus résistants. Creusez un trou d'au moins 1 mètre de profondeur et de largeur adaptée dans un emplacement en plein soleil à l'abri du vent. Coupez les racines droit, puis pralinez-les dans la boue argileuse afin de les protéger et de favoriser la reprise, puis plantez votre citronnier dans un mélange de compost, de sable et de terre. Arrosez copieusement et tassez la terre au pied de l'arbre.

Entretien du citronnier

Taille des arbustes

Elle se fait tous les deux ans après la fructification. Le citronnier cicatrisant assez mal, on la limitera à la suppression des rameaux âgés qui ne fructifient plus et on veillera à appliquer ensuite un mastic adapté sur les plaies. Essayez de donner à votre arbuste la forme d'une grosse boule en aérant un peu le centre. Une exception : en cas de gel, on taille très court. Il suffit en général de couper l'arbre à ras en lui laissant juste deux rameaux pour qu'il reparte du pied. Si vous achetez un jeune citronnier très chargé de fruits, n'hésitez pas à en supprimer quelques-uns pour le renforcer.

Soins divers

– Veillez à procurer à votre citronnier un maximum de soleil direct.

– Arrosez dès que la terre est sèche. L'été, arrosez-le abondamment sans toutefois laisser l'eau stagner dans la soucoupe. Utilisez de préférence de l'eau de pluie, surtout si vous habitez une région où l'eau du robinet est très calcaire. Un jaunissement ou une chute des feuilles indiquent un excès d'eau.

– Les rempotages doivent se faire au printemps ou à la fin de l'été.

– Pensez également à lui fournir de l'engrais (le citronnier est une plante gourmande en nutriments au printemps et à l'automne).

Soins d'hiver

Les citronniers d'intérieur perdent leurs feuilles l'hiver à cause de l'atmosphère sèche. Ils sont incapables de résister au gel (température inférieure à – 1 °C ou à – 5 °C suivant les variétés). Ils doivent passer l'hiver au soleil et au frais : dans une véranda, une serre froide ou toute autre pièce claire abritée du gel. Réduisez les arrosages au strict minimum : il s'agit juste d'éviter que la motte de terre se dessèche complètement.

Récolte

La maturité des citrons est parfois difficile à estimer puisque leur fructification s'étale sur toute l'année. En règle générale, un citron jaune est mûr quand son écorce prend une teinte jaune brillant. Les citrons verts apparaissent en novembre-décembre, mais ne restent verts que sous les climats tropicaux. Sous nos climats, ils jaunissent à maturité. Retirer les fruits mûrs favorise l'apparition de nouveaux fruits.

Ennemis et maladies

Mal secco

Le citronnier est sujet au mal secco, une affection due à un champignon, le *Deuterophoma tracheiphila*, qui pénètre dans la plante par ses blessures. Le mal secco se manifeste par un jaunissement des feuilles et des pousses, après quoi la plante dépérit puis perd ses feuilles desséchées. On le repère par la présence sur les branches infectées de zones grises parsemées de petits points noirs. Il est impératif de réagir dès les premiers symptômes. Coupez les rameaux atteints ou la branche entière, brûlez-les (ne les laissez surtout pas sur le sol, car ils risquent d'infecter d'autres plants) et désinfectez votre sécateur. Posez un pansement sur les moignons restants.

À noter, certains cultivars comme le 'Monachello' sont résistants au mal secco.

Cochenilles

Les cochenilles sont de petits insectes qui raffolent de la sève sucrée du citronnier. Leurs raids se traduisent par la chute des feuilles et le dépérissement général de la plante. Pour vous en débarrasser, pulvérisez un insecticide de préférence bio sur les feuilles, en insistant sur le dessous.

Plomb du citron

Cette affection est liée à une invasion d'acariens et se caractérise par la présence de surfaces « liégeuses » sur la peau des fruits. Éliminez ces parasites à l'aide d'un insecticide, de préférence bio.

Teigne du citron

Elle est provoquée par une chenille qui empêche la nouaison des fruits (le moment où ceux-ci commencent à se former). La solution passe là aussi par une pulvérisation d'insecticide.

Pour dépister ces maladies ou débusquer ces passagers clandestins dans les meilleurs délais, pensez à inspecter régulièrement les feuilles de votre citronnier, sans oublier leur envers. Des pulvérisations préventives d'eau additionnée de savon noir donnent de bons résultats.

Les variétés

Compte tenu de la propension des agrumes aux hybridations naturelles, il existe de nombreuses variétés ou cultivars (voir ci-après) de citrons jaunes comme de citrons verts, qui se distinguent surtout par la forme et la taille de leurs fruits, ainsi que par l'aspect et l'épaisseur de leur écorce.

Cultivar

C'est la contraction du terme anglais *cultivated variety*, qui désigne les diverses variétés de plantes cultivées.

L'‘Eurêka’ (ou ‘Quatre Saisons’)

Variété d'origine américaine, la plus répandue sur les étals. On la cultive des États-Unis à l'Espagne, en Corse, en Israël, en Afrique du Nord, en Afrique du Sud et en Australie. Le citron ‘Eurêka’ est apprécié pour sa chair compacte, très juteuse, avec très peu de pépins, enrobée d'une peau fine. On le trouve toute l'année sur les marchés (en été, c'est un *verdelli).*

Le ‘Femminello’

Le ‘Femminello Comune’, aussi appelé ‘Femminello Ovale’ ou encore ‘Ruvittaru’, est de loin le cultivar le plus répandu en Italie (environ 70 % des plants), en particulier en Sicile et en Calabre. Il se caractérise par ses feuilles semblables à celles d'un camélia et ses fruits de forme allongée et de taille moyenne très juteux et parfumés. Il produit au moins cinq floraisons annuelles, avec autant de dénominations de fructification.

Des mutations de bourgeons ont donné naissance à quantité de cultivars locaux issus du ‘Femminello Comune’, parmi lesquels le ‘Femminello Zagara Bianca’, le ‘Femminello Siracusano’ (ou ‘Femminello Masculuni’), très vigoureux, à croissance très rapide et à la production très précoce (notamment s'agissant de son *primofiore)*, le ‘Femminello Apireno Continella’, dépourvu de pépins, le ‘Femminello Dosaco’ et le ‘Femminello Santa Teresa’, excellents producteurs de *verdelli*, le ‘Femminello Scandurra’, originaire de la région de

Catane, ou le 'Femminello Lunario', qui connaît aussi un grand succès en tant que plante ornementale.

L''Interdonato'

Il s'agit probablement d'un hybride de citron et de cédrat originaire de Sicile et cultivé en Italie et en Turquie. Assez gros et allongé, il possède une chair peu juteuse mais parfumée. Sa maturation précoce lui offre une bonne place sur le marché des *primofiore* (septembre-octobre).

Le 'Lisbonne'

Comme son nom ne l'indique pas, il s'agit d'un cultivar originaire de Floride, où il est encore largement cultivé, tout comme en Californie. Il supporte mieux le froid que la plupart de ses concurrents.

Le 'Menton'

Le citron de Menton est une sélection locale issue de cultivars italiens de la région de Gênes à floraison presque ininterrompue et à fructification très abondante s'étalant sur huit mois de l'année. Ses fruits ovales se distinguent par leur zeste très parfumé.

Le 'Mesero' (ou 'Fino')

Ce cultivar espagnol est toutefois moins répandu dans la péninsule Ibérique que le 'Berna'. Ses fruits, assez petits, sont appréciés pour leur jus abondant.

Le 'Monachello'

Il s'agit d'un cultivar italien résistant mais à fructification tardive.

Le 'Sfusato Amalfitano'

Aussi appelé 'Femminello Sfusato', c'est un cultivar local circonscrit à la région comprise entre les monts Lattari et le versant méridional de la côte amalfitaine, zone dotée d'un microclimat particulièrement doux. Il donne en fructification constante (février-octobre) des fruits allongés, très parfumés, plus gros que la moyenne avec une pulpe douce et très juteuse presque dépourvue de pépins et entourée d'un zeste épais et rugueux. Cultivé en terrasse dans les *giardini* typiques de la côte amalfitaine, il bénéficie depuis 1999 d'une appellation d'origine contrôlée. Les arbres sont traditionnellement taillés en gobelet et protégés des intempéries par des tonnelles en bois de châtaignier recouvertes de paille (*pagliarelle*) ; ces dernières permettent aussi de contrôler la maturation des fruits.

Le 'Verna' (ou 'Berna')

Principalement cultivée en Espagne, cette variété, la plus répandue, dans les vergers européens, donne des fruits d'un jaune intense avec une peau épaisse, une chair tendre et juteuse, et peu de pépins. On récolte ces citrons de février à juillet et on peut les stocker jusqu'en décembre.

Le 'Villafranca'

Il s'agit d'un cultivar obtenu par clonage à partir du citron 'Eurêka', très présent en Floride et en Espagne. Il donne des arbustes vigoureux et très productifs, et des fruits de taille moyenne très juteux et riches en pépins.

Parmi les autres cultivars répandus, on citera le 'Gallego', le 'Genoa' (Argentine), le 'Karystini' (Grèce), le 'Yen Ben' (Australie), ainsi que des variétés à production moindre mais très prisées, comme le citron de Procida (spécifique à l'île de Procida, dans la baie de Naples, caractérisé par sa taille imposante, sa pulpe particulièrement peu acide, le grain de son écorce jaune clair et son albédo particulièrement épais qui lui vaut son surnom de *limone pane*, « citron pain »), le citron de Sorrente, le 'Canaliculata', le 'Peretto', le 'Variegato' (aussi appelé citron panaché), le 'Salicifolia', le 'Carrubaro', etc.

Quatre saisons, quatre récoltes

Contrairement à ce que l'on pourrait penser, le citron n'est pas un fruit d'été. La première floraison des citronniers, qui est la plus importante, produit des fruits mûrissant d'octobre à mars (citrons d'hiver). Les plus précoces, les *primofiore*, font leur apparition sur les étals en octobre-novembre. Quand leur saison s'achève, les *maiolini*, aussi appelés *biancucci* ou *bianchetti*, jaune pâle, prennent le relais ; ils sont récoltés en mai et juin. L'été arrivent les *verdelli*, qui fructifient en général en grappes, dont l'écorce est plus lisse et la pulpe moins acide. Viennent ensuite les *bastardi*, jaune intense, au terme d'une année environ de maturation. À ces quatre grandes récoltes s'ajoute, parallèlement à celle des citrons d'hiver, une petite cueillette de *marzani*, plus arrondis et plus acides avec une peau rugueuse.

Variétés de citrons verts

Les cultivars de citron vert se répartissent en deux grandes catégories : les variétés à petits fruits (cultivars « mexicain » et « antillais ») et celles à gros fruits (cultivars 'Persian Lime', 'Tahiti', 'Bearss' et 'Gallet'). Leur couleur varie du vert foncé des fruits immatures au vert jaunâtre à maturité. À noter : tous les citrons verts finissent par devenir jaunes si on les laisse mûrir sur l'arbre. On les cueille donc avant qu'ils jaunissent.

Le mexicain

C'est le cultivar le plus célèbre et le plus répandu, dont nous connaissons tous les petits fruits arrondis. Pour qu'il soit aussi juteux et savoureux que possible, il doit être récolté encore au moins partiellement vert. Il est principalement cultivé au Mexique – où la plus grande plantation, à Colima, compte plus de 2 millions d'arbres –, en Floride et en Amérique du Sud (Brésil et Pérou en particulier), parfois sous les appellations de *limão galego* (ou galego) ou « de Lima ». Si ce type de citron vert reste le préféré des Mexicains et des natifs des autres États d'Amérique centrale, il est concurrencé aux États-Unis par les variétés 'Persian Lime' et 'Tahiti'. Le développement du mexicain est limité par son extrême sensibilité au gel. Dans les zones tropicales, il fleurit toute l'année, mais, sous les climats subtropicaux, il ne donne en général qu'une récolte par an, à la fin de l'été.

L'antillais

Morphologiquement et gustativement très proche du mexicain, il provient essentiellement, comme son nom l'indique, de l'arc antillais, mais aussi de Floride. Il en existe une petite production en Corse.

Le mexicain sans épines

Cette variante du mexicain classique fut sans doute créée au Mexique. Ses fruits sont très proches de ceux de son célèbre grand frère.

Le 'Castello'

Ce cultivar issu du Mexicain est originaire de la vallée de Yaqui, au Mexique. Il produit des fruits un peu plus gros réputés particulièrement parfumés et savoureux. On en a récemment planté en Californie.

Le 'Key Lime'

Le cultivar floridien emblématique des citrons verts à petits fruits tire son nom de sa première zone de production, les Keys, îles situées à l'extrême sud de la Floride.

Le 'Giant Key Lime'

On ignore s'il s'agit d'une variété créée par l'homme ou d'une mutation spontanée apparue et sélectionnée à partir des années 1970 en Floride. Son fruit est plus de deux fois plus gros que les citrons 'Key Lime' classiques, avec une taille se rapprochant de celle d'une orange moyenne, sans modification du goût d'origine.

Le 'Persian Lime'

C'est le chef de file des citrons verts à gros fruits, auxquels le botaniste Tanaka a attribué un nom scientifique spécifique (*Citrus latifolia* 'Tanaka'). D'autres voient en lui un hybride de mexicain et de citron jaune. Parfois appelés « limes de Perse », ces citrons sont allongés et dépourvus de pépins, avec une pulpe vert vif et bien juteuse. Ils se révèlent un peu moins acides que leurs cousins à petits fruits. L'arbuste qui les porte est dépourvu d'épines et doté de feuilles un peu plus grandes et sombres que celles des variétés mexicaine ou antillaise et de leurs dérivés. Quoiqu'un peu plus résistant au gel que ses cousins, ce cultivar préfère tout comme eux les climats tropicaux, sous lesquels il produit toute l'année (jusqu'à une récolte par mois si les conditions sont favorables). Désormais très apprécié aux États-Unis et en Europe, il est cultivé en Californie et en Floride, au Mexique, au Brésil, en Israël, en Uruguay et au Venezuela ainsi qu'en Égypte et en Inde, où on l'appelle « *limun beladi* » ou « *kagzi nimboo* ».

Parmi les cultivars les plus répandus figurent le ‘Bearss’, l’‘Idemor’ et le ‘Pond’.

Le ‘Tahiti’

Comme son nom l’indique, il s’agit d’un cultivar d’origine polynésienne, qui s’est développé à Tahiti et dans les autres îles de Polynésie française. Il pourrait être issu du cultivar ‘Otaheite’ indien, implanté à Tahiti au début du XIXe siècle. On le trouve aujourd’hui en Floride, en Californie et dans toutes les régions de culture du citron vert.

Le ‘Gallet’ (la Réunion)

Une variété aux fruits très odorants, moins amers que le mexicain et très juteux, très répandue en Asie.

On citera aussi des cultivars locaux : le ‘Taroudant’ (Maroc), l’‘Abou-Srera’ (Égypte), le ‘Pursha’ (Inde), aussi appelé « limette douce de Rome », que certains considèrent comme un hybride de citron vert et d’orange, le ‘Khark’ et le ‘Kirk’ (Iran), l’‘Ambilobe’ (Madagascar), le ‘New Caledonia’ (Nouvelle-Calédonie), le ‘Ballard’, le ‘Buona Vista’, l’‘Honolulu, l’‘Inerme’ et le ‘Newell’ (États-Unis) ou le ‘Vietnam’ (Vietnam).

Choisir un citron

Sélectionnez des citrons fermes, gros et aussi frais que possible, d’un beau jaune vif, à la peau lisse et sans taches. Les fruits les plus lourds à peau fine et brillante se révèlent généralement les plus juteux, tandis que les fruits à peau granuleuse conviennent mieux à la préparation des confitures, condiments et sauces. Ces règles s'appliquent aussi bien pour les citrons jaunes que pour les citrons verts. L'écorce de ces derniers doit être lustrée et d'un vert relativement foncé. Évitez absolument les fruits ternes, desséchés ou ramollis.

Préférez les citrons bio ou au moins non traités après récolte, surtout si vous avez l'intention d'utiliser leur écorce ou leur zeste. Il est préférable, par mesure de prudence, de nettoyer les citrons ne provenant pas de l'agriculture biologique, de les laver à l'eau chaude avec un peu de savon de Marseille ou de savon liquide à vaisselle en les frottant avec une petite brosse dure. Rincez-les ensuite à grande eau. Vous n'éliminerez pas tous les résidus de pesticides, mais une bonne partie.

Attention, traitements chimiques !

La plupart des citrons subissent des traitements après leur récolte. Ils sont notamment « déverdis » : on les soumet à des chocs thermiques en les faisant passer de 4 à 24 °C au contact de gaz d'éthylène, lequel agit sur leur pigmentation.

Viennent ensuite les traitements conservateurs et/ou fongicides, le plus souvent à base de thiabendazole, d'imazalil ou de diphényle.

Enfin, pour l'aspect « cosmétique », on les enrobe de paraffine afin de les rendre lisses et brillants et de ralentir l'évaporation (ce qui rallonge de ce fait leur durée de conservation).

Les citrons (jaunes) un peu trop verts ou artificiellement déverdis se révèlent souvent très acides. Pour adoucir leur saveur, faites-les tremper dans de l'eau bouillante pendant une minute.

Conserver les citrons

Verts ou jaunes, les citrons se conservent environ une semaine à température ambiante, deux semaines au frais et jusqu'à deux mois dans le bas du réfrigérateur. Gardez-les bien enveloppés pour éviter qu'ils jaunissent ou se dessèchent, ou dans un récipient bien fermé. Vous pouvez aussi les placer dans un récipient plein d'eau au réfrigérateur. Sachez toutefois que les citrons verts se déshydratent plus rapidement : achetez-les en petite quantité et gardez-les à l'abri de la lumière, qui tend à les faire jaunir et à altérer ainsi leur saveur caractéristique. Plus fragiles que leurs cousins jaunes, ils doivent également être manipulés avec douceur

Les citrons entamés doivent être recouverts de film plastique et consommés rapidement, car la vitamine C qu'ils contiennent s'oxyde au contact de l'air.

Une dernière solution consiste à presser ces agrumes et à congeler leur jus dans un bac à glaçons. Vous l'utiliserez au gré de vos besoins.

Tout est bon dans le citron

À l'instar de tous les agrumes, les citrons se composent d'une pulpe comestible, ou endocarpe (57-58 % du fruit), enveloppée d'une écorce, ou épicarpe, assez épaisse (40 % du fruit), elle-même faite de deux couches : la peau extérieure, riche en cires dites « épicuticulaires », le flavédo, situé juste en dessous, qui lui donne sa couleur caractéristique, et le ziste (ou albédo, ou mésocarpe), blanc et spongieux. À ces éléments s'ajoutent les pépins (2-3 % du volume du fruit). Tous possèdent leur utilité.

Le zeste

C'est l'écorce colorée du citron vert ou jaune, gorgée d'huiles essentielles stockées dans des poches aux parois fines et fragiles. Le zeste s'utilise en cuisine, en confiserie et en parfumerie.

Pour l'utiliser, on le prélève à l'aide d'un couteau zesteur ou d'un économe. L'opération sera facilitée si vous faites auparavant blanchir le fruit une minute dans de l'eau bouillante. Coupez les rubans d'écorce obtenus en fines lanières.

L'huile essentielle

L'écorce des citrons jaunes ou verts renferme comme celle des autres agrumes des huiles essentielles que l'on recueille par pression (on brise les poches oléifères du flavédo) ou par distillation. Le choix de la méthode d'extraction détermine la qualité des essences extraites.

Éponges essentielles

La meilleure méthode d'extraction de l'huile essentielle de citron est la plus traditionnelle. On utilise des éponges pour presser l'écorce préalablement détachée du fruit : l'huile est recueillie dans l'éponge, que l'on presse ensuite. C'est lent, mais l'huile obtenue, de couleur jaune clair, parfois même verte, avec un parfum frais et agréable, est de bien meilleure qualité que celle issue des méthodes plus modernes.

Au procédé artisanal des éponges on préfère aujourd'hui la pression mécanique à froid, plus rentable. Le citron est placé entier dans un évaporateur qui râpe son écorce et la presse à froid pour ouvrir les poches oléiques et exprimer l'essence. Cette méthode produit une huile de qualité (la chaleur altère certains de ses composants). Son rendement demeure cependant assez faible.

Pour optimiser la production, on recourt à la distillation du jus obtenu en écrasant au moyen de presses hydrauliques des fruits coupés en tout petits morceaux. Les résidus de ces méthodes de production industrielle servent à fabriquer de l'acide citrique et du citrate de calcium.

L'huile essentielle la plus prisée est l'huile déterpénée, débarrassée par distillation de ses terpènes photosensibilisants. Elle possède un pouvoir aromatique plus de dix fois supérieur à celui des huiles ordinaires.

Enfin, on appelle « essence de petit grain » l'huile essentielle obtenue par distillation des feuilles, des petites tiges et des fruits immatures de citronnier.

La composition de l'huile de zeste de citron et celle du jus dépendent beaucoup de l'espèce, du mode de culture et de l'année. Ainsi, les citrons 'Sfusato Amalfitano' ont une écorce exceptionnellement riche en huiles essentielles. Il faut environ 200 kilos de citrons, soit 1 500 à 2 000 fruits, pour obtenir 1 litre d'huile essentielle de citron, ce qui explique son coût élevé.

L'huile essentielle de citron s'utilise en aromathérapie (voir chapitre 3), par opposition à la phytothérapie qui, elle, utilise le citron lui-même, son jus, son zeste, etc. Elle est également très prisée par l'industrie agroalimentaire, en parfumerie et dans le domaine des cosmétiques, ainsi que comme arôme naturel. L'essence de petit grain sert notamment à parfumer les infusions citronnées.

Comme la plupart des huiles essentielles d'agrumes, l'huile essentielle de citron jaune ou vert se conserve mal (neuf mois au maximum) ; elle rancit et se trouble rapidement si on la laisse débouchée ou à la lumière.

Le ziste

Aussi appelé albédo ou mésocarpe, il est d'une épaisseur variable selon l'espèce et le cultivar. C'est la partie non comestible du citron qu'il faut veiller à ne pas prélever en même temps que le zeste.

La pulpe

L'endocarpe, la pulpe comestible, offre une disposition en segments radiaux appelés « loges » ou « quartiers ». La partie la plus interne du fruit (nucléus) se compose de tissu spongieux semblable à celui de l'albédo.

La pulpe pressée donne le jus de citron. Signalons que les agrumes étant plus juteux lorsqu'ils sont à température ambiante, il convient de les sortir du réfrigérateur une demi-heure avant de les presser. Pour obtenir un maximum de jus, roulez le fruit sous la paume de votre main sur une surface dure avant de le presser ou trempez-le trois minutes dans de l'eau bouillante.

Composition chimique d'un citron

Pour 1 l de jus frais :
de 14 à 18 g d'acide citrique
de 0,8 à 0,15 g d'acide malique
de 0,7 à 1,1 g de saccharose
de 3,6 à 4 g de glucose, lévulose, etc.
2 g de citrate de calcium
1 g de citrate de sodium
0,4 g de protides
0,4 g de lipides
de 40 à 50 mg de vitamine C (acide ascorbique)
90 unités internationales de vitamines A et bêta-carotène (provitamine A)
Traces de vitamines B1, B2 et B3 ou PP.

Pépins

Ils servent accessoirement à fabriquer une huile de couleur jaune obtenue par pression à froid et principalement utilisée dans l'industrie cosmétique.

3

Citron et santé

Les agrumes ont toujours été aussi appréciés pour leurs vertus médicinales que pour la beauté de leur feuillage ou la saveur de leurs fruits. Dès l'aube de la médecine, le jus des citrons a servi à confectionner des remèdes.

L'opinion des Anciens

Les Indiens qui, les premiers, connurent, consommèrent et utilisèrent cet agrume furent sans doute naturellement les précurseurs en termes d'usage médicinal du citron. Celui-ci figure en bonne place dans la *Materia Medica* sanscrite ainsi que dans l'ayurvéda, ou « science de la force vitale », la médecine traditionnelle indienne. Très schématiquement, l'ayurvéda repose sur l'équilibre de trois « humeurs », ou *dosha* : *dosha vata* correspond au vent, à l'esprit et à l'air, *pitta* au feu et à la bile et *kapha* à la terre, à l'eau et au mucus. Le citron, source d'énergie rafraîchissante de saveur acide, de nature froide et d'action postdigestive acide, affaiblit les humeurs *vata* et *pitta*, tandis qu'il se révèle neutre pour *kapha*. On le recommande donc au quotidien pour contrebalancer les effets négatifs de certains aliments. On en mangera par exemple avec le poisson et l'ail, qui augmentent *pitta*, ainsi qu'avec les oignons et les salades vertes, générateurs de gaz, et avec l'avocat, qui renforce *kapha*.

L'Occident antique assimilait ces fruits, en raison de la couleur de leur écorce, à une sorte d'or végétal, parent de l'or apollonien qui guérit tout (on signalera à cet égard que les textes anciens prêtaient des vertus identiques au citron et au cédrat, qui semblent avoir été utilisés indifféremment en fonction des disponibilités). Ce qui explique sans doute les vertus presque surnaturelles que les auteurs antiques attribuaient au citron. Pline, dans son *Histoire naturelle* (livre XXIII-LVI « Sur les citrons »), le décrivait en ces termes : « Le citron, pulpe ou graine, se prend en boisson dans du vin contre les poisons. La décoction ou le suc exprimé, en collutoire, rend l'haleine douce. On en fait manger la graine aux femmes grosses atteintes de pics. Le citron est bon dans les faiblesses d'estomac ; mais on ne saurait guère en manger sans vinaigre. » Virgile souligne lui aussi dans ses *Géorgiques* la capacité de cet agrume d'inhiber les venins et poisons de toutes sortes.

L'écorce de citron séchée entre dans la formule de la mythique thériaque de Galien (IIe siècle de notre ère) aux côtés d'ingrédients aussi rares et exotiques que l'opium de Smyrne, la cannelle de Ceylan, le gingembre, la racine d'aristoloche, le bois d'aloès, l'opopanax, le benjoin ou le bitume de Judée. C'est cependant surtout à partir du Xe siècle que l'usage du médicinal du citron se répand avec les conquêtes maures.

Le Moyen Âge continue à voir en lui une véritable panacée : sainte Hildegarde de Bingen, au XIIe siècle, le recommande contre la fièvre, et il passe notamment pour prévenir les vomissements et guérir les ictères. Dans son *Liber pandectarum medicine omnia medicine simplicia continens*, le praticien Matheus Silvaticus (XIIIe siècle) en fournit la docte description suivante : « Sa peau est chaude et acide ; il montre ainsi sa saveur amère. La deuxième peau, place entre la peau externe et le jus, est blanche, froide et difficile à digérer. La troisième substance est son jus, qui est vif et fortement acide, propre à chasser les vers et très froid. La quatrième est son pépin qui, comme celui de l'orange, est chaud, sec et amer. » Au XVIe siècle, son confrère Amatus Lusitanus le prescrit comme diurétique. Plus près de nous, un médecin américain affirmait guérir quarante-neuf cas de scarlatine sur cinquante avec une simple citronnade additionnée de gomme arabique, et préconisait des gargarismes au citron en cas de diphtérie. Mais la palme de l'originalité et de l'extravagance – sinon de l'efficacité… – revient sans conteste au traitement de l'épilepsie par un breuvage à base de perles dissoutes dans du jus de citron !

Que croire ? Même si, bien évidemment, le citron n'est pas un remède aussi universel que ces écrits le laissent supposer, il n'est pas pour autant inutile pour le traitement de quantité de maux courants.

Une précieuse source de vitamine C

Comme tous les autres agrumes, le citron se révèle exceptionnellement riche en vitamine C avec une teneur de 50 à 60 milligrammes pour 100 grammes. Rappelons que cette substance, aussi appelée « acide ascorbique », joue un rôle essentiel dans la préservation de l'intégrité du tissu conjonctif (elle contribue au tissage des liens entre les protéines du collagène), du tissu sanguin et des capillaires (elle tend ainsi à normaliser la pression sanguine), ainsi que du cristallin et, de ce fait, dans la cicatrisation après une blessure ou une brûlure, comme dans la formation du tissu osseux ou des dents. Elle facilite en outre l'absorption intestinale du fer et de l'acide folique (vitamine B9), ainsi que la synthèse de l'adrénaline et de la noradrénaline (neurotransmetteurs sécrétés par les glandes surrénales en situation de stress) et stimulerait la fonction ovarienne.

L'organisme humain étant incapable de synthétiser la vitamine C, il est indispensable d'en assurer des apports réguliers via l'alimentation. Les besoins s'accroissent pendant la grossesse et l'allaitement, ainsi que chez les personnes atteintes de maladies inflammatoires aiguës ou chroniques, après une intervention chirurgicale et en cas d'hyperthyroïdisme. Le stress, les fortes poussées de fièvre, mais aussi le tabagisme et l'exposition aux gaz d'échappement réduisent quant à eux notre capacité d'assimilation de la vitamine C, tandis que les traitements par sulfamides accélèrent son élimination par voie urinaire.

Autant dire que consommer du citron le plus souvent possible ne peut que se révéler bénéfique sur le plan de l'équilibre vitaminique, d'autant qu'il n'existe aucun risque de surdosage puisque le corps élimine naturellement les éventuels surplus. La structure des citrons préserve idéalement la fragile vitamine C : entre l'épaisseur de leur écorce et l'acidité de sa chair, elle subsiste intacte ou presque plusieurs semaines après la récolte d'un citron. En effet, cette vitamine s'oxyde et se dégrade très rapidement au contact de l'air. Il est impératif de n'ouvrir les fruits qu'au moment de les utiliser et de boire ou d'utiliser le jus dès qu'on l'a pressé. La cuisson prolongée détruisant elle aussi la vitamine C, mieux vaut manger des citrons crus.

Remède miracle contre le scorbut

Le scorbut, maladie provoquée par une carence prolongée en vitamine C, a été décrit pour la première fois par le médecin grec Hippocrate vers 400 avant J.-C. Parfois appelé « peste », terme générique utilisé pour toutes les épidémies – on croyait à l'époque qu'il s'agissait d'une maladie épidémique –, il décimait les populations des places fortes assiégées comme les équipages des navires embarqués pour de longues traversées. Mais on ignorait à quoi il était dû.

Le premier embryon d'explication date des campagnes de Christophe Colomb. Des marins malades du scorbut ayant été abandonnés sur une île des Caraïbes, ils survécurent en mangeant des fruits et furent recueillis guéris par un bateau portugais. Leurs sauveteurs portugais stupéfaits baptisèrent l'île en question Curaçao, qui signifie « guérison ».

En Italie, la très réputée école de médecine de Salerne recommandait déjà au Moyen Âge d'emporter des citrons à bord des navires. Une raison de plus de planter des vergers de citronniers, qui devaient s'étendre sur le littoral et les collines de la région amalfitaine entre le XIIe et le XIVe siècle. Au XVIe siècle, toute l'Europe avait compris (toujours sans savoir pourquoi) que la consommation d'agrumes – citrons, citrons verts ou oranges – permettait de prévenir le scorbut.

Il fallut cependant attendre 1747 et l'expérience décisive menée par le médecin de la Marine royale britannique James Lind pour que le citron s'impose comme remède préventif du scorbut. Lors d'un voyage en mer en 1747, le docteur Lind divisa des marins atteints de scorbut en six groupes, chacun doté d'un traitement spécifique à base d'agrumes, de cidre, de vinaigre, d'acide sulfurique ou d'eau de mer. Seul le premier groupe, auquel on « administrait » deux oranges et un citron par jour en plus de sa ration alimentaire habituelle, montra de rapides signes de guérison. L'histoire des sciences considère qu'il réalisa ainsi la toute première expérience scientifique fondée sur la comparaison de l'action sur plusieurs groupes de sujets d'un agent appliqué à un seul de ces groupes, toutes choses égales par ailleurs. Et il prouva que l'absorption d'agrumes prévenait et soignait le scorbut. Lind publia les conclusions de cette étude en 1753, dans son *Treatise on the Scurvy* (*Traité sur le scorbut*), mais l'Amirauté britannique devait mettre encore près d'un demi-siècle pour décréter, en 1795, que tous les navires de guerre anglais devraient dorénavant emporter des citrons verts pour leurs marins. De son côté, le capitaine James Cook, célèbre explorateur, convaincu par les recherches de Lind, avait entre-temps démontré, lors de son premier voyage (1768-1771), qu'emporter du *sour kraut* (du chou fermenté) à bord de ses navires permettait de doubler le cap Horn et de voguer jusqu'aux côtes australiennes et au-delà sans perdre un seul marin du scorbut – un tour de force à ce point inédit à l'époque que la Royal Society de Londres lui avait décerné en 1776 sa récompense la plus prestigieuse, la médaille Copley ! Se préoccuper du bien-être des équipages était, il était vrai, alors considéré comme une faiblesse coupable… et les fruits frais et leur conservation à bord revenaient assez cher, si bien que les commandants comme les armateurs renâclaient devant cette coûteuse mesure…

On tenta donc d'emporter du jus de citron ou d'orange bouilli, plus facile à stocker… mais cette méthode détruisait la vitamine C des fruits. Les commandants en déduisirent à tort que la méthode du docteur Lind n'était guère efficace. La Royal Navy finit cependant par se résoudre à fournir une ration journalière de jus de citron vert ou jaune à ses marins. Après quelques tâtonnements, il fut finalement décidé de leur donner du jus de citron vert additionné de 15 % de rhum, en guise de conservateur.

La couronne britannique préféra les citrons verts aux jaunes, d'une part parce que, moins sucré, leur jus était moins prompt à fermenter que celui de leurs cousins jaunes et, d'autre part, parce que ceux-ci poussaient dans leurs colonies des Indes occidentales – les citrons jaunes, eux, devaient être importés. De cette époque date le surnom de « *limeys* » (« citronneux », « mangeurs de citrons ») donné par les Américains aux marins anglais puis, par extension, aux Britanniques en général. De même, le quartier de Londres où se trouvaient les entrepôts dans lesquels les citrons verts, *limes* en anglais, étaient stockés pour ravitailler les navires de la marine porta le nom de « Limehouse » jusqu'à sa destruction par les bombardements allemands de la Seconde Guerre mondiale.

Cette nouvelle politique ne tarda pas à porter ses fruits : à l'époque de la bataille de Trafalgar, quelques décennies plus tard, on ne signalait plus aucun cas de scorbut dans la Navy.

Ce n'est qu'en 1913 que la nomenclature des vitamines vit le jour, et avec elle la vitamine C, qualifiée de « substance qui protège du scorbut ». Enfin isolée, en 1932, elle prit le nom d'acide ascorbique. Enfin, on savait *pourquoi* les citrons (et les autres aliments riches en vitamine C) prévenaient cette maladie.

Tonifiant

C'est à sa richesse en vitamine C que le citron doit son action énergisante – elle aussi déjà signalée au XIIIe siècle par l'école de médecine salernitaine. On le recommande comme stimulant et défatigant pour les sportifs, ainsi que pour accélérer la convalescence des malades.

Dans ce cadre, les naturopathes prescrivent l'absorption quotidienne d'un citron ou des cures d'un mois au cours desquelles on augmentera progressivement la dose quotidienne pour atteindre dix citrons par jour, régulièrement répartis au fil de la journée. Voilà qui permettra de reminéraliser l'organisme (voir plus loin) et donnera un coup de fouet.

Renforce les défenses immunitaires

La vitamine C du citron, combinée aux autres actifs antioxydants que ce fruit recèle, renforce le système immunitaire. La médecine populaire recommande traditionnellement un jus de citron chaud lorsqu'on sent les prémices d'un rhume ou d'une grippe et de boire de la citronnade quand on est malade. Et la recherche médicale semble valider ces traitements : certains limonoïdes du citron se révèlent actifs contre certains champignons pathogènes[1] et d'autres[2], de même que certaines protéines[3] du fruit, amélioreraient le système

---

1. Govindachari T. R., Suresh G. *et al.*, "*Antifungal activity of some tetranortriterpenoids*", *Fitoterapia*, 2000, 71 : 317-320.
2. Raphael T. J., Kuttan G., "*Effect of naturally occurring triterpenoids-glycyrrhizic acid, ursolic acid, oleanolic acid and nomilin on the immune system*", *Phytomedicine*, 2003, 10 : 483-489.
3. Gharagozloo M., Ghaderi A., "*Immunomodulatory effect of concentrated lime juice extract on activated human mononuclear cells*", *J Ethnopharmacol*, 2001, 77 : 85-90.

immunitaire chez l'animal. Certaines études indiquent même que deux limonoïdes présents dans ce fruit (la limonine et la nomiline) inhiberaient la réplication du virus de l'immunodéficience humaine (VIH) et l'activité de la protéase de ce virus[1]. Des résultats prometteurs, mais qui pour l'heure n'ont pas encore fait l'objet d'études cliniques contrôlées et qu'il est donc impossible de transposer chez l'homme.

Le jus de citron semble cependant un incontestable allié de notre immunité. Préférez cependant le boire à température ambiante ou tiède, afin de préserver sa teneur en vitamine C (on a vu que la chaleur dégradait cette substance). Vous pouvez également opter pour un traitement à base d'huile essentielle de citron, fort efficace pour stimuler les défenses de l'organisme et l'aider à lutter contre les infections.

Antiseptique et désinfectant

La plupart des médecins du Moyen Âge tenaient le citron comme un bon instrument de lutte contre les épidémies, en particulier si on l'associait au thym et à l'ail. Il a régulièrement été utilisé comme antiseptique et désinfectant dans les hôpitaux jusqu'à la Première Guerre mondiale.

De fait, il se révèle capable de combattre efficacement une vingtaine de germes, ce qui fait de lui un adjuvant précieux en cas d'infection, notamment pour lutter contre les affections saisonnières : refroidissements, grippes et autres rhumes. Il s'avère aussi efficace contre les infections cutanées, urinaires et digestives (nous y

---

1. Battinelli L., Mengoni F. *et al.*, "*Effect of limonin and nomilin on HIV-1 replication on infected human mononuclear cells*", *Planta Med*, 2003, 69 : 910-913.

reviendrons). L'action bactéricide du citron fait qu'on l'utilise aujourd'hui encore parfois dans la préparation des champs opératoires. L'huile essentielle de citron, elle, est un agent antibactérien, antiviral, antiseptique et anti-infectieux reconnu. Elle s'utilise en vaporisations ou dans un diffuseur pour rafraîchir et assainir l'air d'une chambre de malade ou dans la maison en période d'épidémie saisonnière.

On emploie également couramment le jus de citron fraîchement pressé en guise de gouttes oculaires contre les infections bénignes des yeux. Inconvénient majeur de ce traitement : il est assez douloureux et doit être répété cinq ou six fois par jour... En revanche, si l'on a longtemps cru que des bains d'yeux au citron prévenaient la cataracte, cela n'a jamais été prouvé et, en l'absence d'études en la matière, il paraît prudent de s'abstenir !

Les médecins d'antan pressaient un citron sur les yeux des nouveau-nés pour les désinfecter. Le docteur Germain Galérant, auteur de *Médecine de campagne*, paru dans la seconde moitié du XXe siècle, n'a cependant pas de mots assez durs contre cette pratique. Il fustige notamment un ouvrage du docteur Pecker, fondateur en 1895 de l'Association des dames de Maules (une bourgade située entre Mantes et Paris), dans lequel le praticien recommande à celles qui assistent les parturientes : « Elle aura aussi à portée de main du sublimé, et surtout, un citron frais dont le jus sera instillé dans les yeux du nouveau-né car l'habitude d'exprimer dans l'œil du nourrisson un peu de lait maternel n'est d'aucune efficacité et elle a coûté la vue à de nombreuses gens. » Le docteur Galérant s'insurge : « On le voit, à côté d'excellents conseils hygiéniques, c'est plutôt un mélange de précautions inutiles assorti d'oublis fâcheux et de recommandations regrettables. Le jus de citron, en particulier, n'a pas la moindre propriété antiseptique ; pourtant, cette pratique subsiste encore de nos jours et il nous souvient d'avoir, durant l'Occupation, mené, près de Pont-d'Ouilly, une rude bagarre dans une famille où on avait subtilisé le flacon de nitrate d'argent indispensable. » Il regrette que dans les manuels, « longtemps après 1900, il n'était pas exceptionnel de lire : nitrate d'argent ou jus de citron. Ce dernier, nous l'avons dit, n'a pas la moindre valeur antiseptique et nos confrères endossaient la lourde responsabilité de ne pas prévenir une maladie qui entraîne une cécité définitive, sans exclure l'échéance dramatique d'une évolution sarcomateuse ».

En cas de petite blessure, coupure ou écorchure, le jus de citron frais remplace en revanche avantageusement les désinfectants pharmaceutiques. Si la plaie ne saigne pas, vous pouvez aussi tout simplement la frotter avec une rondelle de citron.

Si vous souffrez d'une angine, gargarisez-vous trois fois par jour avec un jus de citron frais pressé dilué dans 1/2 verre d'eau et additionné d'une cuillerée à soupe de miel. Vous pouvez aussi essayer de badigeonner le fond de votre gorge avec du jus de citron pur. Ces remèdes conviennent également au traitement des aphtes et autres désagréments buccaux. Comme toujours, utilisez impérativement du jus fraîchement pressé.

« Pastille » désinfectante

Pour confectionner une pastille antiseptique et adoucissante pour la gorge, pressez tout simplement l'écorce d'un citron sur un morceau de sucre.

Cicatrisant

Ibn Jamiya (1138-1193), médecin personnel du sultan d'Égypte et de Syrie et auteur d'un *Traité du citron* traduit en latin en 1583, préconise un traitement contre l'eczéma à base de jus de citron et d'huile d'olive ou d'amande douce. On retrouve des recommandations similaires dans le *Dictionnaire des remèdes naturels* d'un autre grand médecin arabe, Ibn al-Awan. Lui prescrit également le jus de citron pour soulager les piqûres d'insectes. Un remède traditionnel consiste en l'application d'une épaisse rondelle de citron fraîchement coupée sur les abcès et les diverses éruptions cutanées.

De fait, poser une rondelle de citron sur une piqûre d'insecte soulage la douleur et neutralise le venin.

L'hiver, pour prévenir les engelures, frictionnez-vous quotidiennement les mains et les pieds avec le jus d'un ou deux citrons. Ce remède convient également en traitement curatif.

Enfin, lorsque vous saignez du nez, oubliez les recettes de bonne femme comme placer une clé dans votre dos et glissez un coton imprégné de jus de citron dans la narine affectée. L'hémorragie ne tardera pas à s'arrêter.

Soigne les affections respiratoires

L'ayurvéda prescrit le citron pour ses vertus expectorantes en cas de toux et d'asthme. Ce fruit est réputé purifier la gorge et la langue. Dans son recueil intitulé *Indian Plants and Drugs*, publié en 1908, K. M. Nardkarni le décrit comme une plante cultivée principalement dans le sud-ouest de l'Inde et donne la recette d'une poudre à priser expectorante : « Prenez une quantité identique de jus de citron, de jus de gingembre, de sel gemme, de sel noir et de sel de sonchal et mélangez-les. Cette mixture doit être légèrement chauffée avant usage. »

Au début du XVIe siècle, le médecin occidental Gérard présente le citron comme un remède imparable contre les rhumes. À l'entendre, il suffit de trois doses de jus de citron dilué dans de l'alcool de grain pour s'en débarrasser à coup sûr, à la seule condition que le patient garde le lit pendant toute la durée de ce traitement.

De fait, en cas de rhume ou de bronchite, rien ne remplace un jus de citron frais avec de l'eau et du miel – oublions l'adjuvant alcoolisé... Il contribue à réduire la congestion et favorise l'élimination des mucosités qui entravent la respiration. Vous pouvez le boire seul ou ajouté à une tisane de thym, plante elle aussi excellente en cas de mal de gorge ou d'infection des voies respiratoires supérieures.

En traitement local, on recommande en outre d'instiller quelques gouttes de jus de citron pur directement dans les narines, trois ou quatre fois par jour. Si vous souffrez de sinusite, diluez un peu de jus de citron frais et une pincée de sel de mer gris dans un peu d'eau tiède et faites des « bains de nez » avec ce mélange, soit en le propulsant délicatement dans la cavité nasale à l'aide d'une poire à oreille, soit en l'inhalant dans le creux de votre main, une narine après l'autre. Vous allez éternuer abondamment et expulser avec cette eau les mucosités qui encombrent vos sinus.

Si votre rhume descend sur la gorge et provoque une extinction de voix, essayez de faire trois fois par jour des gargarismes avec le jus de deux citrons et une pincée de sel dilués dans un verre d'eau tiède.

L'huile essentielle de citron est pour sa part riche en terpènes aux vertus expectorantes.

Fébrifuge

Depuis sainte Hildegarde de Bingen au XIIe siècle, la médecine recourt au citron pour lutter contre la fièvre. On notera à cet égard qu'au Moyen Âge on utilise indifféremment le jus du citron ou ses pépins, très amers, comme fébrifuge. Au XIIIe siècle, Aldebrandin de Sienne explique que « le blanc de l'écorce est froid et humide au premier degré et refroidit le cerveau. Il est préférable de le manger cuit au miel ou au sucre ». Gérard, vers 1500, abonde en son sens : « Deux onces de jus de citron mélangées avec une quantité égale d'esprit-de-vin, ou de la meilleure eau-de-vie, et bues aux premiers signes d'un accès de fièvre, en feront disparaître les frissons sans délai. Cette médecine manque rarement de triompher au terme de deux prises, et jamais à la troisième, pourvu que le patient demeure dans son lit, bien couvert et dans les meilleures conditions pour transpirer. »

K. M. Nardkarni, l'auteur d'*Indian Plants and Drugs*, déjà cité, rapporte que le jus de citron constitue « un agréable breuvage réfrigérant propre à apaiser la chaleur et la soif fébriles ». Il évoque également un traitement des fièvres bilieuses et intermittentes avec un mélange de jus de citron, de porto et d'écorce de *cinchona* (quinquina). Le recueil *Medicinal Plants of Pakistan* préconise également le jus de citron pour rafraîchir lors des poussées fiévreuses.

L'habitude nous est restée, en Occident comme en Orient, de boire de la citronnade désaltérante quand nous sommes au lit avec la grippe ou toute autre affection accompagnée de fièvre.

Citronnade fébrifuge

Découpez trois citrons en quartiers puis en gros morceaux au-dessus d'une carafe, afin de conserver tout leur jus. Ajoutez 1/4 de litre d'eau tiède et 3 cuillerées à soupe de sucre et laissez reposer pendant cinq minutes. Attention : ce breuvage doit être préparé à la dernière minute, faute de quoi il perdra toutes ses vertus.

Soulage les maux de tête

En cas de maux de tête ou de migraine, on recommande d'appliquer des compresses de jus de citron pur ou des rondelles de citron directement sur le front ou sur les tempes pour soulager la douleur. Si vous souffrez de douleurs de type névralgique, essayez de frotter les points douloureux avec un citron coupé en deux. Vous pouvez aussi éplucher un citron et vous frictionner le front et/ou les tempes avec son écorce, afin de bénéficier de bienfaits de l'huile essentielle présente dans l'épicarpe de ce fruit. Elle pourra ainsi pénétrer votre peau.

Café au citron

Un remède corsé : écrasez une rondelle de citron ou versez le jus d'un citron pressé dans une tasse de café noir assez fort. La saveur de ce breuvage laisse à désirer, mais son efficacité est garantie…

Ce remède convient aussi en cas de mauvaise digestion et de ballonnements intestinaux.

En outre, un proverbe lombard affirme que « le citron dans le café fait vivre plus longtemps que Noé » ! De quoi se réconcilier avec l'existence.

La pharmacopée naturelle offre aussi des traitements par voie externe, avec des bains de mains ou de pieds dans une bassine d'eau chaude additionnée de trois ou quatre citrons coupés en quartiers. N'hésitez pas à les presser pour exprimer leur jus et inspirer au passage de bienfaisantes vapeurs citronnées.

Digestif

La *Materia Medica* sanscrite, qui regroupe les préceptes de la tradition ayurvédique, cite « une conserve salée de citron dans son propre jus » comme remède efficace et populaire pour les difficultés digestives consécutives aux excès de table ou à la consommation de mets indigestes. Pour la préparer, on commence par frotter les fruits sur une pierre, ou toute autre surface râpeuse, afin d'entamer et d'amincir leur écorce. On les fait ensuite macérer pendant quelques jours au soleil dans le jus d'autres citrons, avec un peu de sel. Une fois qu'ils ont pris une teinte brunâtre et se sont racornis, on les transvase dans des jarres de porcelaine ou des bocaux en verre, dans lesquels on les conserve. L'ayurvéda juge par ailleurs le jus de citron comme la pulpe du fruit stomachique, apéritif, facile à digérer et souverain en cas d'indigestion, de dyspepsie et de vomissements. Il entre dans la composition de plusieurs recettes carminatives. En somme, la médecine traditionnelle indienne voit en lui une véritable aide à la digestion, à prendre lors des repas, *a fortiori* lorsque ceux-ci sont trop copieux ou trop lourds !

Le Moyen Âge, qui suit la théorie grecque des quatre humeurs (sang, phlegme, bile jaune et bile noire) liées aux quatre éléments (eau, terre, air, feu) et dont l'équilibre est indispensable pour une bonne santé, classifie également les aliments selon leur caractère, chaud ou froid, humide ou sec, une alimentation équilibrée favorisant de ce fait l'harmonie des humeurs. Ainsi, pour Matheus Platearius, un médecin italien du XIIe siècle appartenant à l'école de Salerne, l'écorce des agrumes est chaude et sèche, leur intérieur, froid et sec et la partie intermédiaire, chaude et humide. Manger leur écorce améliorera donc une digestion perturbée par le froid et excitera l'appétit, tandis que consommer leur pulpe redonnera de l'appétit si on la mange avec de la viande ou du poisson. Au XIIIe siècle, Aldebrandin de Sienne juge l'écorce du cédrat « chaude au premier degré et sèche au deuxième degré », ce qui fait qu'elle conforte l'estomac et donne de l'appétit. Sa pulpe, « froide et humide au deuxième degré », est quant à elle surtout intéressante pour calmer la chaleur de l'estomac et enlever l'amertume de la bouche. Le *Tacuinum sanitatis*, manuel de santé du XIVe siècle, répartit encore les aliments selon les humeurs, mais classe le citron parmi les aliments froids et secs, à l'instar de la bile noire, produite par la rate. Il serait ainsi bon pour l'écoulement de ladite bile mais ralentirait la digestion. Pour pallier cet inconvénient, cet ouvrage recommande de le manger avec un gâteau de miel et de préférence l'été !

Platine, au XVe siècle, pour qui le citron est bon en toute saison avec les viandes rôties, recommande son écorce frottée sur les dents pour renforcer les gencives, donner bon appétit et purifier l'haleine. Son jus, lui, calme la chaleur et les maux d'estomac. L'été, conclut-il, il diminue la colère, désaltère et donne de l'appétit. Son confrère Bruyérin-Champier, un siècle plus tard, juge l'écorce de citron odorante mais indigeste. Le livre de médecine de Nicolas Lémery, en 1698, le cite parmi les substances digestives, en particulier en cas de flatulences.

Le jus de citron comme la citronnade maison ou la tisane au citron (voir plus loin) améliorent incontestablement la digestion. Lorsque vous vous sentez un peu lourd en sortant de table, pressez 1/2 citron dans un verre d'eau chaude, ajoutez 1 cuillerée à café de miel liquide et dégustez ce breuvage en guise de digestif. Ce remède fait également merveille quand on se sent nauséeux. On le recommandera aussi aux femmes enceintes. Ces dernières auront aussi avantage à garder à portée de main un demi-citron fraîchement coupé et enveloppé de film plastique alimentaire. Il suffit souvent de « déboucher » cet inhalateur naturel et d'en respirer le parfum pour apaiser un accès de nausée.

Si vous souffrez de crises d'aérophagie, buvez cette citronnade : pressez 3 citrons, ajoutez 1 cuillère à soupe de miel liquide, mélangez et buvez lentement. En cas de gaz abdominaux, on recommande de dissoudre 1 cuillerée à café de bicarbonate de soude et le jus d'un demi-citron citron dans un verre d'eau.

Tisane digestive (canari)

Lavez un citron. À l'aide d'un couteau zesteur ou d'un économe, prélevez son zeste en prenant soin de ne pas entamer la partie blanche. Pressez le citron.

Versez le jus de citron pressé dans une petite casserole émaillée ou en inox avec le zeste et environ 1/2 litre d'eau. Portez à ébullition, puis retirez du feu et laissez reposer pendant quelques minutes.

Buvez cette tisane édulcorée avec du miel.

En dépit de sa saveur acide, le citron ne provoque pas, contrairement à ce qui est parfois dit, d'aigreurs d'estomac, encore moins d'ulcères gastroduodénaux. En réalité, les sensations de « brûlure » d'estomac sont rarement liées à la consommation d'un ingrédient acide, tel que le citron, et sont plutôt le signe d'une mauvaise alimentation ou d'un repas trop lourd. Ainsi, ceux qui accordent une place disproportionnée aux féculents raffinés (pâtes, pain blanc, riz blanc, sucres) et aux breuvages alcoolisés supportent souvent mal le citron... On leur recommandera, s'ils ne souhaitent pas rectifier leurs apports alimentaires, de consommer ce fruit loin de leurs mets préférés et après complète digestion de ceux-ci, soit plus de deux heures après les repas.

Antidiarrhéique

Pour la médecine chinoise, qui repose sur la quête de l'équilibre entre le yin et le yang, principes fondamentaux opposés auxquels toutes les substances animales, végétales ou minérales sont reliées, d'une part, et les cinq éléments composant l'univers, d'autre part, le citron est de nature froide et de saveur acide. Très « yin », il est conseillé en cas de « yang » corpulent ou mince ou instable.

Faire une consommation raisonnable d'aliments de saveur acide tonifie le foie, les organes et les viscères qui lui sont associés, les tendons, les muscles et les yeux. Si l'on n'en mange pas assez ou si l'on en abuse, le fonctionnement du foie sera perturbé, les tendons et les muscles seront mal nourris, ce qui entraîne un risque accru de tendinites, de crampes et de mise en péril de la vue.

La saveur acide est astringente. Cela se comprend aisément s'agissant d'aliments très acides, comme les citrons verts. Quand on mord dans un tel fruit, on a l'impression que l'intérieur des joues et même la langue se contractent. Cette action astringente intervient, à des degrés divers, pour tous les aliments relevant de la saveur acide, même ceux qui vous paraissent plutôt doux. Elle incite le corps à retenir les substances (sueur, sperme, liquides, sang, énergie), qui cherchent à s'échapper de lui de manière pathologique ou excessive. Les aliments de saveur acide sont donc prescrits pour traiter aussi bien les diarrhées que la transpiration surabondante, les leucorrhées ou les hémorragies. La médecine traditionnelle du sous-continent indien, elle, considère l'écorce de citron fraîche ou confite comme un excellent remède contre les dysenteries.

En cas de dérangement intestinal ou, en voyage, de turista, remplacez donc vos breuvages habituels par une citronnade coupée d'eau minérale : pressez 2 ou 3 citrons, sucrez ce jus avec un peu de miel, puis versez-le dans une bouteille vide. Complétez avec de l'eau minérale. Vous ne devriez pas tarder à retrouver une digestion normale.

Citron antipoison

De l'Inde à l'Égypte, le monde antique considérait le citron comme un antidote aux poisons de toutes sortes. Une recette égyptienne parvenue jusqu'à nous recommandait de faire cuire les fruits entiers dans du miel de l'Attique. Athénée cite à cet égard l'exemple de deux malfaiteurs condamnés par un gouverneur d'Égypte à mourir par la morsure des serpents et qui auraient été sauvés par l'ingestion de citron. Comme on les conduisait au lieu de leur supplice, une âme émue de leur sort leur donna en effet à manger un citron, qui les préserva du venin des serpents. Le gouverneur, surpris de les voir indemnes, s'enquit de ce qu'ils avaient mangé ou bu ce jour-là : on lui répondit que les deux hommes n'avaient mangé que du citron. Il ordonna alors que, le jour suivant, on n'en donnât qu'à l'un des deux condamnés. Celui-ci fut de nouveau épargné, tandis que l'autre succombait au venin des vipères. L'anecdote paraît un peu trop belle pour être vraie ; pourtant, l'empereur Néron, qui redoutait – peut-être à juste titre ? – les empoisonnements, faisait une grande consommation de citrons !

Au Ier siècle avant J.-C., Virgile évoque dans ses *Géorgiques* : « Une pomme acide à la persistante saveur, d'un secours sans rival quand de cruelles marâtres ont empoisonné un breuvage. » Ses vers repris en prose par Pline, « Vois les arbres du Mède, et son orange amère... », lui prêtent mille vertus fabuleuses.

Le grand médecin juif Maïmonide, lui, évoque les vertus du cédrat, qu'il appelle par son nom hébreu d'*ethrog*, aussi bien contre les poisons ingérés que contre ceux injectés par des insectes. Mais il précise que les deux variétés de ce fruit sont aussi efficaces l'une que l'autre – et la variété douce qu'il décrit ressemble fort au citron. Selon lui, l'application de pépins pulvérisés de ce fruit en cataplasme sur la morsure peut sauver la vie quel que soit l'animal agresseur. On peut aussi absorber ce remède par voie orale, sans dépasser la dose de deux drachmes (une mesure de poids antique). Son confrère Avicenne abonde dans ce sens, recommandant quant à lui d'en prendre deux *shekels* (autre mesure ancienne) dans du vin ou de l'eau froide.

La plupart des médecins du Moyen Âge s'inscrivent dans cette antique tradition. Aldebrandin de Sienne, au XIIIe siècle, donne une recette dans le droit-fil de Maïmonide à base d'écorce de cédrat et de vin pur. Le traité médical de Nicolas Monardes comme les écrits de son contemporain Gérard indiquent qu'au XVIe siècle on croyait encore fermement aux vertus antivenin du citron.

Plus à l'est, la médecine chinoise comme l'ayurvéda chantent ses vertus dans ce domaine, cette dernière tradition allant même jusqu'à le recommander, par extension, en cas d'intoxication alcoolique ou narcotique.

Détoxifiant

Les Anciens pensaient que l'ingestion de jus de citron permettait d'éliminer toutes les toxines de l'organisme; il paraît donc logique de le voir occuper une place de choix dans les traitements de « détox » modernes.

Pour réveiller votre organisme le matin et activer vos émonctoires (les organes qui assurent l'élimination des substances nocives), buvez au réveil le jus d'un citron pressé dans un peu d'eau tiède. La médecine ayurvédique recommande elle aussi ce breuvage matinal afin d'aider le corps à se débarrasser des mucosités diverses qui l'encrassent. Ce traitement simple stimule également le système digestif.

Theresa Cherung, auteur du livre *The Lemon Juice Diet* (« Le Régime jus de citron »), pense que le surpoids résulte pour partie d'un mauvais fonctionnement de l'appareil digestif. « Une digestion lente contribue à une mauvaise assimilation des nutritifs nécessaires à la combustion des matières grasses, à un défaut d'élimination des toxines qui ralentit le métabolisme et à un amincissement plus ardu », explique-t-elle. Pour remédier à ce problème, il faut manger du citron et en boire le jus afin de rééquilibrer les fonctions digestives et par là les capacités d'élimination de l'organisme.

Citron du lendemain...

Si vous vous réveillez avec « mal aux cheveux » après une soirée bien arrosée, essayez de boire à jeun la potion magique suivante: pressez 6 citrons dans 1/2 litre d'eau tiède, ajoutez 1 cuillerée à café de sel. Le résultat n'est guère savoureux, loin s'en faut, mais l'acidité de ce breuvage va contre toute attente apaiser votre estomac et stimuler les facultés d'épuration de votre organisme. L'ajout de sel permet pour sa part de régulariser l'élimination des toxines.

Contre le hoquet

Versez quelques gouttes de jus de citron pur directement sur votre langue ou sur un sucre que vous croquerez : votre hoquet disparaîtra en un clin d'œil !

Contre les infections urinaires

L'acidité du jus de citron fait de lui un excellent désinfectant urinaire utilisable aussi bien à titre curatif qu'à titre préventif, à l'instar du jus de canneberge.

Pour purifier l'haleine

Dans *Les Géorgiques*, Virgile rapporte que les Mèdes trouvaient dans ces « pommes aigres » que nous baptisons citrons, un remède contre la mauvaise haleine. La tradition médicale ayurvédique, elle, nous apprend que le citron guérit les affections de la langue.

Pour une bouche fraîche, la recette n'a guère changé depuis l'Antiquité : mâchez un morceau d'écorce de citron ou de cédrat.

Un fruit alcalinisant

L'organisme humain est équipé de systèmes de tamponnage des apports qui permettent en général de maintenir un équilibre acido-basique. Cependant, les adeptes de la médecine naturelle affirment qu'une alimentation déséquilibrée avec un excès d'aliments acides ou alcalins peut légèrement altérer le taux d'acidité sanguin, avec des conséquences néfastes sur le fonctionnement du corps, notamment sur celui du foie et du pancréas et, par là, sur les capacités de digestion des graisses et d'épuration des toxines en circulation dans le flux sanguin. Il paraît tentant à cet égard de stigmatiser le citron, *a fortiori* le citron vert, puisqu'il s'agit d'un des aliments les plus acides de nos menus.

Pourtant, malgré son goût acidulé et son caractère acide (avec un pH compris entre 2,2 et 2,6), le citron n'est pas acidifiant pour l'organisme. La combustion des citrates qu'il contient dans l'organisme laisse en effet un résidu alcalin. Les sels acides des acides organiques de ce fruit (comme l'acide citrique, dont il renferme une concentration moyenne de 5 à 7 % et qui lui donne sa saveur) perdent leur acidité initiale par oxydation, en se combinant avec ses sels minéraux, le potassium notamment, pour libérer des composés alcalins (hydrates de carbone). Il se révèle donc au contraire alcalinisant. Ce mécanisme fait que le citron et l'acide citrique qu'il renferme, loin de décalcifier l'organisme et de nuire ainsi à la santé osseuse, jouent un rôle déterminant dans la rétention du calcium.

Sur le plan digestif, l'acidité première du citron favorise la formation de carbonate de potassium indispensable, au cours du processus digestif, à la neutralisation du bol alimentaire après l'hyperacidité du milieu gastrique et à la préservation de l'alcalinité du sang.

On recommande donc de consommer du citron pour contrebalancer l'effet acidifiant d'aliments comme les sucreries, le café et les graisses animales. Une bonne parade consiste à cuisiner les viandes au citron (voir recettes dans le chapitre 7).

Cure de citron

Pour rééquilibrer l'organisme aux changements de saison, après une période de bombance ou lorsqu'on a été malade, une cure de citron peut se révéler souveraine.

Commencez pendant une semaine par 1 jus de citron pressé le matin (à consommer dilué dans 1/2 verre d'eau tiède, édulcoré si vous le souhaitez avec un peu de miel), puis, sur une période de dix à douze jours, augmentez chaque jour la dose, à raison d'un citron par jour, pour atteindre une consommation de 10 à 12 citrons pressés répartis au fil de la journée. Suivez ensuite le parcours inverse en éliminant 1 citron par jour, pour achever cette cure par une semaine à 1 citron par jour.

Vous pouvez renouveler cette cure deux fois par an.

Riche en vitamines A, B1, B2 et en bioflavonoïdes

À côté de la vitamine C, qui a fait sa gloire, le citron contient quantité d'autres vitamines.

Vitamines A et E antioxydantes

Outre sa vitamine C, le citron se révèle une source précieuse d'antioxydants au premier rang desquels figurent les vitamines A (0,01 mg/100 g, sous forme de carotène) et E (0,8 mg/100 g), suivies des flavonoïdes, des coumarines, du sélénium, etc. Ces substances se révèlent indispensables pour lutter contre les fameux radicaux libres responsables du vieillissement des tissus et à l'origine des maladies dégénératives, ainsi que pour combattre les méfaits du stress oxydatif. Rappelons que la vitamine A est également indispensable à la croissance et à la synthèse des tissus.

Par leur action sur le collagène, les composants antioxydants du citron favorisent donc la régénération des tissus et protègent aussi la muqueuse de l'estomac, tout en stimulant l'action du foie et du pancréas et en favorisant le maintien des taux de cholestérol et de sucre sanguin à des niveaux optimaux.

Bioflavonoïdes

Le citron renferme dans son écorce des bioflavonoïdes, les pigments responsables de sa couleur. Le docteur Albert Szent-Györgyi, Prix Nobel de médecine 1937, découvrit ces substances par hasard alors qu'il cherchait à isoler la vitamine C. Ayant traité avec succès un patient de son confrère le docteur I. Rusznyak grâce à une préparation de vitamine C non purifiée, il essuya un échec en utilisant une solution pure. Ils isolèrent alors dans le jus de citron un facteur, qu'ils appelèrent « citrine » puis « vitamine P », capable de diminuer la perméabilité des vaisseaux sanguins et d'accroître la résistance des capillaires[1]. Ces travaux sont à l'origine de toute la recherche sur les effets biochimiques des bioflavonoïdes.

Le citron est une source de quercétine, de rutine et d'hespéridine, qui présentent l'avantage de catalyser la vitamine C et d'améliorer son absorption et son utilisation par l'organisme. Ces substances contribuent en outre à la formation et à la préservation du collagène, ainsi qu'à la souplesse des parois des vaisseaux sanguins et à la protection des capillaires. Le citron représente de ce fait un atout précieux pour le traitement des varices, des hémorroïdes, de la fragilité capillaire et des troubles circulatoires en général, ainsi que pour la guérison des ulcères et la régulation de la cholestérolémie.

1. *Nature* 138 : 798, 1936 ; *Nature* 137 : 27, 1936.

Attention : ces substances bienfaisantes ne sont présentes que dans l'écorce du citron. Sa pulpe et son jus n'en contiennent presque pas.

Vitamines du groupe B

Grâce à sa richesse en vitamines du groupe B – l'absorption d'un seul citron comble 10 % des apports journaliers recommandés (AJR) en vitamine B1 et 3 % des AJR en vitamine B2 –, le citron favorise l'équilibre nerveux s'il est consommé régulièrement.

Riche en sels minéraux et en oligoéléments

Le citron et son jus apportent par ailleurs des éléments minéraux (0,5 g d'oligoéléments pour 100 g de fruit) fort utiles à l'organisme : potassium (163 mg pour 100 g), calcium (25 mg pour 100 g), sodium, phosphore, fer, silicium, cuivre et manganèse. Tous contribuent à reminéraliser le corps, favorisant ainsi notamment la construction et la reconstitution du squelette, des cheveux et des dents, et renforçant l'action des vitamines. Ils jouent aussi un rôle dans le maintien de notre équilibre acido-basique. Le métabolisme du potassium, par exemple, libère des résidus alcalinisants.

Favorise l'assimilation du calcium

On l'a vu, contrairement à ce que l'on pourrait penser, le citron n'est pas acidifiant, ni décalcifiant. Non seulement il apporte entre deux et cinq fois plus de calcium que la moyenne des autres fruits, mais il offre un rapport calcium/phosphore de l'ordre de 1,4, optimal pour une bonne utilisation du calcium par l'organisme. Sa richesse en vitamine C favorise en outre l'assimilation du calcium que le citron contient, comme de celui qui peut être apporté par les autres aliments. Pour toutes ces raisons, le citron est vivement recommandé aux enfants et aux adolescents en pleine croissance, aux femmes enceintes, mais aussi aux seniors, afin de prévenir l'ostéoporose.

Sédatif

Dans la péninsule Indienne, on utilise depuis des temps immémoriaux des tisanes d'écorce de citron et surtout de l'eau distillée de citron en guise de sédatif. La médecine populaire préconise elle aussi des breuvages à base de citron en période de stress.

Pour confectionner une tisane apaisante, faites infuser l'écorce d'un demi-citron pendant cinq minutes dans une tasse d'eau chaude.

L'huile essentielle de citron agit sur le psychisme et notamment sur les états dépressifs, anxieux et hypertendus. Une étude menée par des chercheurs de l'université de l'Ohio a montré que celle-ci améliorait véritablement l'humeur des sujets mélancoliques ou dépressifs et nous aidait à nous détendre. Il semble en effet qu'elle exerce une action positive et déstressante au niveau du plexus solaire.

Si vous redoutez l'action stimulante de la vitamine C, une bonne solution consiste à prendre des bains sédatifs au citron. Le plus simple consiste à couper quatre ou cinq citrons en quartiers et à les jeter directement dans un bain à 38 °C. Une fois dans l'eau, pressez les quartiers de citron en écrasant bien l'écorce pour libérer les essences qu'elle contient. Respirez profondément les arômes dégagés. Pour profiter au maximum des bienfaits relaxants de ce traitement, essayez de barboter pendant au moins dix minutes. Ce bain est d'autant plus efficace qu'on le prend le soir, peu avant le coucher. Si vous n'avez pas de citron frais sous la main, vous pouvez aussi confectionner une huile de bain au citron en dissolvant 10 à 15 gouttes d'huile essentielle de citron dans 10 cl d'huile neutre (huile d'amande douce, huile de jojoba ou huile de coco) et verser ce mélange dans votre bain. Attention : l'huile essentielle de citron se conservant mal, évitez de préparer de grandes quantités d'huile de bain et conservez-la impérativement au frais et à l'abri de la lumière.

Bain déstressant

Jetez 5 cuillerées à soupe de gros sel, le jus de 3 citrons pressés et 10 gouttes d'huile essentielle de bergamote dans un bain chaud à 38 °C. Plongez-vous dans cette eau parfumée, fermez les yeux et respirez profondément les arômes apaisants de ce bain pendant dix à quinze minutes.

Ajoutons à titre anecdotique un remède politiquement très incorrect, mais dont les adeptes vantent l'efficacité. Il semble en effet que la vodka au citron possède une action sédative bien supérieure à celle que l'on peut attribuer à l'alcool seul… Cette particularité serait liée aux substances hespéridées présentes dans l'écorce de ce fruit, en particulier la cinéole. Pour tester ce remède, vous pouvez essayer de faire macérer pendant une dizaine de jours l'écorce soigneusement nettoyée au préalable de 10 citrons dans un litre de vodka. Prenez 1 cuillerée à café de cet élixir en guise de calmant. Les durs à cuire utilisent aussi le breuvage en guise d'antalgique, en assurant qu'on ne risque aucun effet secondaire nocif en deçà de 4 cuillerées à café quotidiennes… À consommer avec modération tout de même.

Aide à se concentrer

Selon un sondage conduit par l'entreprise japonaise Tagasako, spécialiste des arômes, les personnes qui travaillent sur un ordinateur font 50 % de fautes en moins si l'on diffuse de l'essence de citron dans leur espace de travail. Si vous avez du mal à vous concentrer, essayez de poser un demi-citron fraîchement coupé sur votre bureau.

Anti-inflammatoire

En Inde, on utilise le citron confit pour traiter les affections inflammatoires.

Dans son *Indian Plants and Drugs*, K. M. Nardkarni explique que l'ayurvéda préconise l'administration de jus de citron additionné de carbonate de potasse non purifié et de miel pour traiter les rhumatismes, la sciatique, le lumbago et les douleurs de l'articulation de la hanche.

On retrouve aux quatre coins de la planète la tradition de soulager les douleurs rhumatismales à l'aide de breuvages au citron et au miel. Les spécialistes de médecine naturelle recommandent de boire trois fois par jour du citron pressé dans le cadre d'une cure d'un mois au minimum (il s'agit bien évidemment d'un traitement de fond et non d'un traitement symptomatique), la première « dose » devant être absorbée le matin à jeun, pure ou diluée dans l'eau. Vous pouvez l'édulcorer avec un peu de miel ou de sucre roux.

Plusieurs études scientifiques ont montré la validité de ce protocole ancestral. Il semble en effet que l'ingestion régulière de jus de citron fasse augmenter les taux sanguins de corticostérones et d'ACTH, des anti-inflammatoires naturels. Cette action peut s'expliquer par la présence dans ce fruit de bioflavonoïdes dotés de propriétés anti-inflammatoires. Ils inhiberaient en effet la synthèse et l'activité de médiateurs impliqués dans l'inflammation, tels que l'acide arachidonique, les prostaglandines E2 et F2 et les thromboxanes A2[1]. La quercétine, l'hespéridine et la diosmine du citron se révèlent de surcroît capables d'inhiber la production d'histamine, un neurotransmetteur impliqué dans les réactions allergiques et l'inflammation.

Onguent antalgique

Ne jetez pas les écorces de vos citrons pressés : elles vous permettront de confectionner un excellent onguent antalgique pour les articulations douloureuses à l'odeur bien plus agréable que ceux vendus dans le commerce.

Conservez-les au frais dans un récipient fermé de type Tupperware ; une fois que vous en avez une dizaine, mettez-les dans le bol d'un robot ménager avec 1/2 litre d'huile d'olive ou d'huile neutre (huile d'amande douce, de coco ou de jojoba). Versez la purée obtenue dans un bocal hermétique et laissez-la reposer à l'abri de la lumière pendant au moins deux semaines. Les écorces vont tomber au fond du bocal. Filtrez et transvasez alors l'huile dans un autre bocal hermétique.

Utilisez cet onguent en frictions sur vos articulations ; ce remède fonctionne aussi pour soulager les courbatures et les maux de tête (en application sur les tempes).

Protecteur cardiovasculaire

Le médecin arabe Avicenne recommandait le citron pour lutter contre les palpitations, et la médecine du

---

1. Benavente-Garcia O, Castillo J., "*Update on uses and properties of citrus flavonoids: new findings in anticancer, cardiovascular, and anti-inflammatory activity*", *J. Agric. Food, Chem,* 2008, 56: 6185-205.

Moyen Âge le considérait comme un bon traitement des maladies cardiaques. Le *Livre des simples* de Matheus Platearius en recommande à cet égard l'écorce, tandis que dans son *De Distillationibus*, Jean-Baptiste della Porta vante en 1609 les bienfaits de l'eau distillée de citrons. Elle « fortifie le cœur, et c'est un remède salutaire contre les palpitations », affirme-t-il. La tradition ayurvédique l'utilise elle aussi en cas de troubles cardiaques.

Plusieurs études épidémiologiques ont mis en évidence une association entre un apport régulier en agrumes et en flavonoïdes issus d'agrumes et une diminution du risque de maladies cardiovasculaires[1]. Ces flavonoïdes, présents dans le fruit et la feuille du citron, exerceraient une action hypotensive et protégeraient les vaisseaux capillaires en contribuant à améliorer la vasodilatation coronarienne, à diminuer l'agrégation des plaquettes sanguines et à prévenir l'oxydation du « mauvais » cholestérol LDL. Jean-Marie Pelt, professeur de botanique et de physiologie végétale à la faculté des sciences de Metz et auteur de nombreux ouvrages sur les plantes, le considère comme un véritable médicament préventif des accidents cardiovasculaires, à cause de sa richesse en bioflavonoïdes. Ceux-ci améliorent, on l'a vu, la résistance des petits capillaires sanguins, ce qui diminue leur perméabilité et améliore par conséquent la circulation périphérique.

1. Bazzano L. A., Serdula M. K., Liu S., "*Dietary intake of fruits and vegetables and risk of cardiovascular disease*", *Curr Atheroscler Rep*, 2003, 5 : 492-499 ; He F. J., Nowson C.A. *et al.*, "*Increased consumption of fruit and vegetables is related to a reduced risk of coronary heart disease : meta-analysis of cohort studies*", *J Hum Hypertens*, 2007 Sep., 21 (9) : 717-28 ; Benavente-Garcia O., Castillo J. "*Update on uses and properties of citrus flavonoids : new findings in anticancer, cardiovascular, and anti-inflammatory activity*", *J Agric Food Chem* 2008, 56 : 6185-205.

L'huile essentielle de citron, extraite de l'écorce du fruit, soit la partie la plus riche en bioflavonoïdes, contient notamment des coumarines. Elle exerce une action tonifiante sur la microcirculation.

Une piste prometteuse consiste en l'association du thé vert et du citron. Une étude italienne a en effet montré que si les catéchines (d'autres bioflavonoïdes) du thé vert réduisaient incontestablement le risque de crise cardiaque et d'infarctus, ces substances se révèlent relativement instables dans un environnement tel que l'intestin, si bien que seuls 20 % des quantités ingérées subsistent après la digestion. Or, l'adjonction de citron multiplierait par cinq la dose de catéchines absorbée par le corps…

Fluidifie le sang

Le citron possède la propriété de fluidifier le sang ; il permettrait en outre, dans le cadre des traitements anticoagulants préventifs à base d'aspirine, de limiter très significativement les risques hémorragiques, toujours grâce à ses bioflavonoïdes.

Les naturopathes lui attribuent en outre la capacité de débarrasser le sérum sanguin des mucosités diverses qui l'« encrassent » et de lui rendre ainsi sa viscosité normale. Plus fluide, il circulerait plus aisément dans les vaisseaux sanguins, avec une rapide et importante diminution de la pression artérielle. Cela lui permettrait aussi de traverser plus facilement les parois des capillaires, assurant un apport plus régulier et plus abondant de substances nutritives aux cellules. C'est dire que le citron contribue à améliorer la qualité et la circulation du sang, donc l'alimentation des cellules… et par là notre santé.

Pour gagner en bien-être sanguin et veineux, veillez à manger un citron par jour ou à prendre deux fois par jour un jus de citron pressé dilué dans de l'eau minérale froide ou tiède.

Régule le taux de cholestérol

Le citron regorge de fibres solubles, de pectine notamment, concentrées dans son écorce et dans la membrane blanche qui entoure sa pulpe (l'albédo ou ziste). Or, on sait qu'une alimentation riche en fibres solubles contribue à faire diminuer le cholestérol sanguin et ainsi l'incidence des maladies cardiovasculaires[1]. Une étude a d'ailleurs démontré l'efficacité de l'écorce de citron sur la régulation des taux de cholestérol sanguin et hépatique chez l'animal[2].

D'autres composés présents dans le fruit pourraient eux aussi participer à ce processus. Ainsi, les flavonoïdes et les limonoïdes semblent également agir à la baisse sur l'hypercholestérolémie. Là encore, on a pu démontrer l'action de certains d'entre eux chez l'animal[3], même si les études citées n'ont pas été effectuées à partir de composés directement extraits du citron jaune ou vert. On ignore donc encore la biodisponibilité réelle de ceux de ces fruits.

---

1. Coats A. J. "*The potential role of soluble fibre in the treatment of hypercholesterolaemia*", *Postgrad Med J*, 1998, 74 : 391-394.
2. Terpstra A. H., Lapre J. A. *et al.*, "*The hypocholesterolemic effect of lemon peels, lemon pectin, and the waste stream material of lemon peels in hybrid F1B hamsters*", *Eur J Nutr*, 2002, 41 : 19-26.
3. Bok S. H., Lee S. H. *et al.*, "*Plasma and hepatic cholesterol and hepatic activities of 3-hydroxy-3-methyl-glutaryl-CoA reductase and acyl CoA: cholesterol transferase are lower in rats fed citrus peel extract or a mixture of citrus bioflavonoids*", *J Nutr*, 1999, 129 : 1182-1185 ; Kurowska E. M., Banh C. *et al.*, "*Regulation of apo B production in HepG2 cells by citrus limonoids*", *in* Berhow M. A., Hasegawa S., Manners G. D., editors. *Citrus Limonoids Functional Chemicals in Agriculture and Foods*, Washington DC, 2000 : 175-184.

Contre les calculs rénaux

La médecine traditionnelle préconise de longue date le jus de citron pour le bien-être urinaire et rénal. Une étude publiée dans une revue scientifique spécialisée a fait le point sur la validité de ce traitement[1]. Des chercheurs de la faculté des sciences Semlalia de Marrakech, de l'hôpital militaire Avicenne de Marrakech, de la faculté des sciences et techniques de Beni-Mellal (Maroc) et de l'Universitat de les Illes Balears, à Palma de Majorque, ont testé sur le rat l'impact de l'administration de jus de citron par voie orale sur la formation de calculs rénaux (oxalate de calcium). Au terme de dix jours de traitement, les reins des rats recevant des solutions additionnées de jus de citron pur ou dilué à 25 % ne présentaient pas de dépôts d'oxalate de calcium, alors que ceux des animaux du groupe de contrôle en étaient constellés. Le jus de citron semble donc bien capable de prévenir la formation de calculs rénaux.

Citron et cancer

Un obscur Institut de sciences de la santé de Baltimore (États-Unis) affirme, dans une publication sur Internet, que le citron est « dix mille fois plus puissant que la chimiothérapie » et que la seule raison pour laquelle tous les malades ne bénéficient pas de ce traitement « miraculeux » provient du lobby pharmaceutique, qui cherche à mettre au point un « citron synthétique » susceptible de rapporter d'« énormes bénéfices ». Des millions de personnes périraient chaque année « pen-

1. Mohammed Touhami, Amine Laroubi, Khadija Elhabazi, Farouk Loubna, Ibtissam Zrara, Younes Eljahiri, Abdelkhalek Oussama, Félix Grases and Abderrahman Chait, "*Lemon juice has protective activity in a rat urolithiasis model*", *BMC Urology* 2007, 7 : 18doi : 10.1186/1471-2490-7-18.

dant que ce secret est jalousement gardé pour ne pas porter atteinte aux bénéfices multimillionnaires de grandes corporations ». Cette publication farfelue cite « plus de vingt essais effectués en laboratoire depuis 1970 » ayant démontré que le jus de citron « détruit les cellules malignes dans douze types de cancer, y compris celui du côlon, du sein, de la prostate, du poumon et du pancréas… » et ce, sans affecter les cellules saines… Fadaises que tout cela, malheureusement !

En revanche, comme tous les aliments sources d'antioxydants, le citron constitue une piste prometteuse pour la recherche sur la prévention des cancers et un adjuvant précieux des protocoles médicamenteux classiques.

Action préventive

Plusieurs études montrent que la consommation de citron et d'agrumes en général est liée à une incidence moindre de certains types de cancers, comme le cancer de l'œsophage, le cancer de l'estomac, le cancer du côlon, de la bouche et du pharynx[1]. Il suffirait d'absorber entre une et quatre portions d'agrumes par semaine pour réduire son risque de cancer du tube digestif et des voies respiratoires supérieures[2].

1. Steinmetz K. A., Potter J. D. "*Vegetables, fruit, and cancer prevention: a review*", *J. Am Diet Assoc.*, 1996, 96 : 1027-1039 ; Chainani-Wu N., "*Diet and oral, pharyngeal, and esophageal cancer*", *Nutr Cancer*, 2002, 44 : 104-126 ; Kim H. J., Chang W. K., Kim M. K. *et al.*, "*Dietary factors and gastric cancer in Korea : a case-control study*", *Int J Cancer*, 2002, 97 : 531-535 ; Tanaka T., Kohno H., Tsukio Y. *et al.*, "*Citrus limonoids bacunone and limonin inhibit azoxymethane-induced coloncarcinogenesis in rats*", *Biofactors*, 2000, 13 : 213-218 ; Soerjomataram I., Oomen D. *et al.*, "*Increased consumption of fruit and vegetables and future cancer incidence in selected European countries*", *Eur J Cancer*, 2010 sep, 46 (14) : 2563-80.
2. Foschi R., Pelucchi C. *et al.*, "*Citrus fruit and cancer risk in a network of case-control studies*", *Cancer Causes Control*, 2010, 21 : 237-42.

Les flavonoïdes du fruit sont antioxydants et exercent à ce titre une action neutralisante sur les radicaux libres, liés (entre autres) au déclenchement de certains cancers et maladies chroniques. Des expériences menées sur des animaux ont démontré que l'ériocitrine et l'hespérétine, deux des principaux flavonoïdes des citrons verts et jaunes, présentes dans l'écorce des fruits, surtout dans sa partie blanche, et à un moindre degré dans leur jus, pouvaient diminuer ou prévenir les conséquences néfastes du stress oxydatif sur la santé[1].

Certains limonoïdes se sont révélés efficaces pour prévenir divers types de cancers chez l'animal: l'obacunone agit sur l'incidence des tumeurs du côlon et de la bouche[2]. On manque cependant de données pour extrapoler ces résultats à l'homme. La limonine et la nomiline, principalement nichées dans les pépins et dans le jus de citron, possèdent elles aussi une capacité antioxydante reconnue[3].

Outre ses bienfaits cardiovasculaires, le thé vert semble exercer une intéressante action préventive du cancer… surtout si on la joint à celle du citron ou d'autres agrumes puisque, d'après un groupe

1. Minato K., Miyake Y. *et al.*, "*Lemon flavonoid, eriocitrin, suppresses exercise-induced oxidative damage in rat liver*", *Life Sci*, 2003, 72: 1609-1616; Miyake Y., Yamamoto K. *et al.*, "*Protective effects of lemon flavonoids on oxidative stress in diabetic rats*", *Lipids*, 1998, 33: 689-695.

2. Miller E. G., Porter J. L. *et al.*, "*Further studies on the anticancer activity of citrus limonoids*", *J Agric Food Chem*, 2004, 52: 4908-4912.

3. Lam L. K. T., Hasegawa S. *et al.*, "*Limonin and nomilin inhibitory effects on chemical-induced tumorigenesis*", *in* Berhow M. A., Hasegawa S., Manners G. D., editors, *Citrus Limonoids Functional Chemicals in Agriculture and Foods*, Washington DC, 2000, 185-200; Yu J., Wang L., Walzem R. L. *et al.*, "*Antioxidant activity of citrus limonoids, flavonoids, and coumarins*", *J Agric Food Chem*, 2005, 53: 2009-2014.

de chercheurs asiatiques, les personnes qui mangent chaque jour des fruits appartenant à cette catégorie et qui boivent au moins une tasse de thé vert par jour présentent une prévalence moindre de cancers[1]. On l'a vu, le citron pourrait multiplier par cinq la dose de catéchines (les substances actives du thé vert) absorbée par l'organisme.

N'hésitez donc pas à opter pour le thé vert, mais ne vous contentez pas de l'agrémenter d'une rondelle de citron ou de citron vert, dont la vitamine C risque d'être détruite par la chaleur de l'eau (signalons à cet égard que les thés verts au citron vendus dans le commerce sont simplement parfumés à l'essence de citron ou de petit grain et donc n'apportent aucun des bienfaits du fruit frais). Buvez plutôt, au petit déjeuner par exemple ou à tout autre moment de la journée, 1 jus de citron pressé dilué dans 1/2 verre d'eau, sucré au miel si vous le souhaitez !

Peut ralentir la progression de la maladie

Il semble également que les flavonoïdes du citron peuvent ralentir la prolifération des cellules cancéreuses. Ces propriétés ont déjà été démontrées en laboratoire sur plusieurs lignées de cellules cancéreuses[2]. Les limonoïdes ont également démontré des effets anticancer *in vitro* ou sur des modèles animaux de cancers du sein, de l'estomac, du poumon, de la

---

1. Li W. Q., Kuriyama S. *et al.*, "*Citrus consumption and cancer incidence : the Ohsaki cohort study*", *Int. J. Cancer*, 2010, 127 : 1913-22.
2. Kawaii S., Tomono Y. *et al.*, "*Antiproliferative activity of flavonoids on several cancer cell lines*", *Biosci Biotechnol Biochem.* 1999, 63 : 896-899 ; Benavente-Garcia O., Castillo J., "*Update on uses and properties of citrus flavonoids : new findings in anticancer, cardiovascular, and anti-inflammatory activity*", *J Agric Food Chem*, 2008, 56 : 6185-205.

bouche et du côlon[1]. L'action synergique de plusieurs limonoïdes entre eux ou avec d'autres composés comme les flavonoïdes pourrait accentuer leur action sur les cellules cancéreuses.

Il semble également que l'ériocitrine puisse induire une apoptose (« autodestruction ») de certaines cellules leucémiques et que les limonoïdes exercent une action similaire sur des cellules neuroblastiques (cellules nerveuses embryonnaires qui se différencient par la suite en neurones) cancéreuses[2].

La nobilétine, un autre type de flavonoïde présent dans le citron, posséderait des propriétés antiangiogéniques, c'est-à-dire la capacité d'entraver la création des nouveaux vaisseaux sanguins destinés à alimenter la tumeur. Elle contribuerait ainsi à ralentir la croissance des tumeurs et des métastases[3]. Une étude menée sur des cellules pancréatiques a mis en évidence une capacité du jus de citron vert à inhiber la prolifération

---

1. Miller E. G., Porter J. L. *et al.*, "*Further studies on the anticancer activity of citrus limonoids*", *J Agric Food Chem*, 2004, 52 : 4908-4912 ; Lam L. K. T., Hasegawa S. *et al.*, "*Limonin and nomilin inhibitory effects on chemical-induced tumorigenesis*", *in* Berhow M. A., Hasegawa S., Manners G. D., editors, *Citrus Limonoids Functional Chemicals in Agriculture and Foods*, Washington DC, 2000, 185-200 ; Tian Q., Miller E. G. *et al.*, "*Differential inhibition of human cancer cell proliferation by citrus limonoids*", *Nutr Cancer*, 2001, 40 : 180-184 ; Miller E. G., Gonzales-Sanders A. P. *et al.*, "*Citrus limonoids as inhibitors of oral carcinogenesis*", *Food Technol*, 1994, 48 : 110-114.
2. Poulose S. M., Harris E. D., Patil B. S. "*Citrus limonoids induce apoptosis in human neuroblastoma cells and have radical scavenging activity*", *J Nutr*, 2005, 135 : 870-877.
3. Kunimasa K., Ikekita M., Sato M. *et al.*, "*Nobiletin, a citrus polymethoxyflavonoid, suppresses multiple angiogenesis-related endothelial cell functions and angiogenesis in vivo*", *Cancer Sci*, 2010, 101 : 2462-9.

des cellules cancéreuses, en proportion de sa richesse en flavonoïdes et en limonoïdes[1].

La pectine du citron présente de surcroît la capacité d'inhiber la croissance de certaines tumeurs cancéreuses *in vitro* (davantage que la pectine de pamplemousse, de mandarine ou d'orange[2]). Bien d'autres études seront cependant nécessaires avant que l'on puisse conclure à une action positive de la pectine de citron vert ou jaune sur les cancers humains.

Enfin, une équipe a découvert que l'extrait de jus de citron vert pouvait améliorer la réponse immunitaire chez l'animal. Les chercheurs attribuent ce bienfait à un ensemble de protéines présentes dans cet extrait. Ces mêmes protéines contribuent probablement à un arrêt de la prolifération de cellules cancéreuses observé *in vitro*[3].

Toutes ces propriétés pourraient servir dans un avenir point trop lointain à l'élaboration de thérapies antitumorales[4].

---

1. Patil J. R., Chidambara Murthy K. N. *et al.*, "*Bioactive compounds from Mexican lime (*Citrus aurantifolia*) juice induce apoptosis in human pancreatic cells*", *J Agric Food Chem*, 2009, 57 : 10933-42.
2. Liu Y., Ahmad H., Luo Y *et al.*, "*Citrus pectin : characterization and inhibitory effect on fibroblast growth factor-receptor interaction*", *J Agric Food Chem*, 2001, 49 : 3051-3057.
3. Gharagozloo M., Doroudchi M., Ghaderi A., "*Effects of Citrus aurantifolia concentrated extract on the spontaneous proliferation of MDA-MB-453 and RPMI-8866 tumor cell lines*", *Phytomedicine*, 2002, 9 : 475-477.
4. Ogata S., Miyake Y. *et al.*, "*Apoptosis induced by the flavonoid from lemon fruit (*Citrus limon *BURM. f.) and its metabolites in HL-60 cells*", *Biosci Biotechnol Biochem*, 2000, 64 : 1075-1078.

Régulateur hormonal

Le citron soulage efficacement les désagréments qui accompagnent le syndrome prémenstruel. Pendant les sept jours qui précèdent vos règles, buvez chaque matin à jeun 1 jus de citron fraîchement pressé dans 1/2 verre d'eau tiède et un autre juste avant de vous coucher.

Si vous souffrez de crampes, massez-vous le ventre dans le sens des aiguilles d'une montre avec la préparation suivante : diluez 8 gouttes d'huile essentielle de citron dans 4 cuillerées à soupe d'huile d'amande douce.

Contraceptif

Les Méditerranéennes ont longtemps utilisé (jusqu'au XVIIIe siècle dans certaines régions) le citron en guise de contraceptif. Pour se prémunir contre une grossesse indésirable, on imprégnait une petite éponge naturelle de jus de citron dilué dans de l'eau, à raison d'un volume de jus de citron pour 5 volumes d'eau, que l'on glissait au fond du vagin avant un rapport sexuel. De fait, même si on manque évidemment de statistiques sur l'efficacité de cette méthode, le pH du jus de citron dilué est tout à fait capable de neutraliser les spermatozoïdes.

Un chercheur de l'université de Melbourne, en Australie, a étudié ce procédé de contrôle des naissances aussi simple qu'économique, afin de déterminer s'il pourrait être envisageable et/ou pertinent de le mettre en œuvre dans les pays en développement, et il semble qu'une solution à 10 % de jus de citron fonctionne, avec en prime une action antiseptique appréciable… Rappelons toutefois aux audacieuses tentées par l'expérience que le citron ne protège pas contre la contamination par les maladies sexuellement transmissibles ou le VIH.

Citron d'amour…

Casanova prêtait au citron de stupéfiantes vertus aphrodisiaques, mais force est d'admettre que nulle justification scientifique ne vient appuyer ses dires. En revanche, une coutume birmane veut que l'on fasse brûler des citrons confits avec de l'encens dans une chambre lorsque l'on désire y créer une ambiance propre aux jeux de l'amour… Et en Asie du Sud-Est, on confectionne aussi bien des tisanes aphrodisiaques que des charmes d'amour avec des feuilles de citron séchées.

Précautions d'emploi

– Le citron renferme dans son écorce et dans sa chair des substances photosensibilisantes susceptibles de provoquer des taches pigmentaires. Il faut donc impérativement éviter de s'exposer au soleil après avoir utilisé les recettes données dans ce chapitre en application cutanée. L'huile essentielle de citron présente en général les mêmes inconvénients, même s'il en existe des versions débarrassées de leurs composés photosensibilisants (huile sans bergaptène).

– Évitez de consommer du citron jaune ou vert, ou leur jus si vous souffrez d'ulcère gastroduodénal, d'œsophagite, de reflux gastro-œsophagien, ou de hernie hiatale en phase aiguë, pour ne pas aggraver l'irritation des muqueuses de l'estomac et de l'œsophage.

– Évitez également l'absorption concomitante de jus de citron et de médicaments antiacides, car l'acidité de ce fruit augmente l'absorption des sels d'aluminium de ces médicaments. Attendez trois heures entre les prises.

– Et, bien entendu, utilisez autant que possible des citrons issus de la culture biologique et mûris au soleil.

4

Beauté citronnée

Le citron sert depuis des siècles à éclaircir le teint, combattre rides et taches de rousseur, blanchir et adoucir les mains et les ongles ou faire briller la chevelure. Lorsque Dominique Paquet, l'auteur de *Miroir, mon beau miroir, Une histoire de la beauté*[1], énumère les canons de la beauté médiévale, elle indique que, pour faire briller leurs prunelles sous leurs paupières idéalement bombées et diaphanes, les coquettes usaient de jus de citron. Si les choses ont un peu évolué, le citron mérite toujours sa place dans nos salles de bains.

Eaux de senteur

Dès que l'homme a appris à extraire les arômes des agrumes – cédrat, citron, citron vert et orange – par macération dans l'alcool puis par distillation, il s'est efforcé de les emprisonner dans des flacons. Le but premier était d'ailleurs moins d'obtenir un produit cosmétique qu'une eau aromatique curative à usage interne et externe, même si, à une époque où les bains étaient

1. Gallimard, 1997.

considérés comme nocifs, leur parfum se révélait fort utile pour masquer les odeurs corporelles…

Ainsi de la fameuse eau des Carmes, préparation alcoolisée à base notamment d'écorce de citron, déjà utilisée par Charles Quint. Ce cordial réputé stimuler l'organisme et apaiser les migraines était le remède favori du cardinal de Richelieu, au point qu'on tenta en juillet 1635 de l'assassiner en versant du poison dans son flacon !

On la préparait en pilant dans un mortier 6 onces de feuilles de mélisse fraîches, 2 onces d'écorce de citron fraîche (partie jaune uniquement), 1/2 once de noix de muscade et 1/2 once de graines de coriandre avant de les plonger dans 1 litre d'esprit-de-vin, puis on laissait macérer le tout dans un récipient de verre pendant soixante-douze heures, en agitant de temps à autre, après quoi on distillait le mélange obtenu.

Désormais, les parfums et eaux diverses s'utilisent avant tout pour le plaisir olfactif, mais l'essence de citron entre toujours dans la composition de recettes prestigieuses comme celle du parfum Cristalle, de Chanel, qui la marie avec des notes de jacinthe et de chèvrefeuille, ou les eaux de toilette masculines de Dior et de Guerlain. On distille aussi des eaux de fleurs de citronnier ou de cédratier.

Il existe également des recettes d'eaux citronnées plus simples et sans distillation, donc plus accessibles pour les amateurs. On citera une délicieuse eau lustrale pour bébé à préparer en diluant 3 grammes d'essence de citron, 3 grammes d'essence de romarin, 3 grammes d'essence de néroli et 3 grammes d'essence de bergamote dans 1 litre d'alcool à 36 degrés. Et pour les plus grands :

Eau du Portugal

Versez dans 1 litre d'alcool à 45°, 4 grammes d'essence de bergamote, 25 grammes d'essence d'écorce d'orange et 12 grammes d'essence de citron.

Laissez cette eau reposer pendant une semaine avant de l'utiliser.

Soins des cheveux

Rien de tel qu'un peu de citron pour rendre leur éclat aux cheveux ternes.

Rinçage brillance

Lorsque vous vous lavez les cheveux, versez un peu de jus de citron pressé et filtré dans la dernière eau de rinçage. Le calcaire de l'eau sera ainsi neutralisé et les écailles du cheveu seront resserrées. Ce traitement est encore plus efficace si on le dilue dans de l'eau froide. La chevelure est souple, brillante et agréablement parfumée.

Masque revitalisant

Pour les cheveux ternes et desséchés, confectionnez un masque en mélangeant le jus d'un citron dilué à 4 cuillerées d'huile d'olive ou d'huile de coco. Étalez cet onguent en insistant sur les pointes, laissez agir au moins dix minutes (et idéalement une demi-heure). Rincez à l'eau tiède et lavez avec un shampooing doux – vous pourrez même vous passer de démêlant !

Antipelliculaire

Les vertus antiseptiques du citron se révèlent fort utiles pour combattre les pellicules.

Massez-vous le cuir chevelu avec le jus d'un demi-citron ou de un citron, selon l'abondance de votre chevelure, laissez sécher et dormez avec cette lotion capillaire tonifiante et désinfectante. Vous pouvez aussi faire avant votre shampooing une friction avec 2 ou 3 cuillerées à soupe d'huile de jojoba (ou d'huile d'amande douce) dans laquelle vous aurez dilué 5 gouttes d'huile essentielle de citron. Vos cheveux ne tarderont pas à retrouver santé et éclat.

Rinçage blondissant

L'application de jus de citron permet de donner des reflets ensoleillés aux cheveux blonds ou châtain clair.

Traitement d'hiver

Pressez 2 ou 3 citrons de manière à obtenir suffisamment de jus pour enduire complètement votre chevelure et appliquez ce traitement sur vos cheveux lavés et encore humides. Laissez poser une dizaine de minutes, puis rincez et appliquez un après-shampooing hydratant – ou, mieux, un masque (le citron est un peu desséchant). Pour la même raison, ne répétez pas l'opération plus d'une fois tous les quinze jours, surtout si vous avez les cheveux longs.

Traitement d'été

La blondeur citron fonctionne encore mieux si on expose les cheveux au soleil. Appliquez du jus de citron pur ou dilué dans de l'eau sur vos cheveux lavés ou sur les mèches que vous souhaitez éclaircir, nettoyez-vous le visage avec un coton humide et posez une serviette sur vos épaules pour éviter tout risque de tache pigmentaire (voir l'encadré « Attention ! » en fin de chapitre) et faites sécher vos cheveux à la lueur de l'astre du jour.

La prudence la plus élémentaire impose de pratiquer cette opération avant 11 heures ou après 16 heures pour éviter les rayons les plus ardents. Pensez à prévoir un masque hydratant après le shampooing suivant.

Vodka citron pour blondeur slave

Une recette venue de l'Est...

Diluez 1 cuillerée à soupe de vodka dans le jus de 2 citrons pressés et appliquez la lotion obtenue à l'aide d'un coton sur les mèches que vous souhaitez éclaircir avant de les laisser sécher au soleil.

Pour prévenir l'apparition de taches pigmentaires, respectez les précautions d'emploi indiquées pour le « Traitement d'été ».

Soins du visage

Dans son ouvrage *De Distillationibus*, Jean-Baptiste della Porta déclare que l'eau distillée de citrons « donne du lustre au visage des femmes, enlève les dartres et les taches sur la peau, détruit les pustules et guérit la teigne ». Le botaniste John Parkinson, apothicaire du roi Jacques Ier d'Angleterre et auteur du *Theatrum botanicum* (1640), évoque pour sa part un onguent apprécié de ses contemporaines composé de farine de lupin, de bile de chèvre et de jus de citron capable de faire disparaître les cicatrices de petite vérole et même de donner aux utilisatrices un « air plus aimable » ! Sans aller jusque-là, on peut affirmer qu'il vivifie, purifie et adoucit la peau.

Soins des peaux grasses

Le citron convient particulièrement aux soins des peaux à tendance grasse sujettes aux pores dilatés, à cause de son caractère astringent.

Pressez 2 citrons, filtrez ce jus et diluez-le dans de l'eau de rose; versez cette lotion dans un flacon de voyage doté d'un bouchon hermétique. Utilisez-la après votre démaquillant (uniquement sur la « zone T » si vous avez la peau mixte). Laissez-la bien sécher avant d'appliquer votre crème hydratante.

Conservez cette préparation au réfrigérateur pendant une semaine au maximum et agitez-la bien avant de l'utiliser.

Masque « Blanche-Neige »

Pour que votre miroir vous réponde à coup sûr « C'est toi la plus belle », utilisez régulièrement ce masque astringent.

Battez 2 blancs d'œufs en neige ferme, incorporez délicatement le jus d'un citron pressé et appliquez cette mixture en masque de beauté en évitant le contour des yeux et de la bouche. Laissez agir pendant vingt minutes, puis rincez à l'eau tiède. Appliquez une crème hydratante.

Gommage au citron

Mélangez le jus d'un citron et 2 cuillerées à soupe de son de riz, de manière à obtenir une pâte que vous utiliserez pour effectuer un gommage désincrustant du visage, en évitant le contour des yeux et de la bouche. Rincez à l'eau tiède et appliquez votre crème hydratante habituelle.

Contre les petits boutons et l'acné

Les propriétés antiseptiques et astringentes du citron font également merveille contre les points noirs et les petits boutons. On utilisera dans ce cas son jus pur, à appliquer à l'aide d'un coton, ou 3 gouttes d'huile essentielle de citron diluées dans 1 cuillerée à soupe d'huile d'amande douce en guise de désinfectant doux ne desséchant pas la peau.

Masque antiacné au citron et au miel

Mélangez le jus pressé d'un citron et 2 cuillerées à soupe de miel. Étendez-le sur la zone à traiter (s'il vous paraît trop épais, diluez-le avec un peu d'eau minérale). Laissez poser pendant quinze minutes. Rincez à l'eau tiède et séchez, puis tamponnez les boutons avec un peu de jus de citron pur. Vous pouvez faire ce masque tous les soirs.

Antiâge

Parmi les remèdes cosmétiques dits « de bonne femme » les plus répandus figure l'utilisation du jus de citron, pur ou allongé d'eau déminéralisée en guise de lotion antirides. Ses adeptes recommandent de l'appliquer généreusement à l'aide d'un coton démaquillant en massant pour bien le faire pénétrer, en insistant sur le pourtour de la bouche et les pattes-d'oie. Ce traitement fait appel aux acides de fruits, tout comme certains produits cosmétiques… infiniment plus coûteux.

Si vous avez la peau sèche et que cette lotion vous paraisse trop agressive, essayez de commencer par l'utiliser un jour sur deux, pour permettre à votre épiderme de s'habituer au traitement, et veillez à utiliser une bonne crème hydratante après (ne contenant évidemment ni acides de fruits, ni rétinol ou autres ingrédients exfoliants).

Contre les taches de rousseur

L'histoire des cosmétiques ne manque pas de recettes pour éliminer ou estomper les éphélides, ou taches de rousseur. Aldebrandin de Sienne, au XIIIe siècle, voyait dans le jus de citron la providence des malheureuses affligées de cette disgrâce. Les canons de la beauté ont changé, mais si vous souhaitez malgré tout vous débarrasser des vôtres sans passer par le cabinet du dermatologue, essayez d'appliquer chaque soir une lotion confectionnée en dissolvant 1 pincée de sel dans 1/2 verre de jus de citron. Laissez agir toute la nuit… et pensez à appliquer chaque matin sans faute un écran solaire, faute de quoi vous entretiendriez vos taches de rousseur.

Eau des bayadères

Cette recette est réputée embellir le teint et atténuer les taches de rousseur. À appliquer la nuit, comme la précédente.

Diluez dans 1 litre d'alcool à 85 degrés :

– 1 g d'essence de romarin
– 10 g d'essence de bergamote
– 10 g d'essence de citron
– 3 g d'essence de néroli
– 3 g de baume de tolu

Agitez et laissez reposer vingt-quatre heures.

Soins de la bouche

Le citron remplace avantageusement les dentifrices blanchissants et les bains de bouche qui encombrent nos tablettes de salle de bains.

Dents blanches

Pour conserver des dents blanches, prévenir la plaque dentaire et éliminer les dépôts de tartre, brossez-vous les dents une ou deux fois par semaine avec du jus de citron pressé. Rincez-vous aussitôt la bouche à l'eau tiède. L'acide citrique du fruit dissout le tartre et tonifie les gencives. Pas question en revanche de contact prolongé du citron avec l'émail de vos dents, car ce même acide citrique risquerait de les endommager.

Autre tactique : frottez vos dents avec un zeste de citron. Là encore, rincez-vous bien la bouche après l'opération.

Gencives saines

Si vos gencives tendent à saigner lorsque vous brossez vos dents, les vertus antibactériennes du citron peuvent vous aider. Frottez la partie interne (partie blanche) d'un morceau d'écorce contre vos gencives.

Haleine fraîche

Pour purifier votre bouche, faites des gargarismes d'eau citronnée (voir chapitre 3).

Soins du corps

Déodorant

Si vous êtes à court de déodorant, frottez-vous les aisselles avec une rondelle de citron ou un demi-citron.

Antiâge

Le jus de citron et les acides de fruits qu'il renferme sont aussi efficaces sur le reste du corps que sur l'épiderme du visage. Diluez du jus de citron pressé dans de l'eau, appliquez cette lotion sur les zones à raffermir et massez jusqu'à complète pénétration. Cette recette convient à merveille à la peau fragile du décolleté et des seins.

Contre les vergetures

L'application de jus de citron pressé allongé d'eau minérale sur le ventre, les seins et les cuisses permet de prévenir les vergetures des femmes enceintes. Vous pouvez également utiliser de l'huile d'amande douce ou de coco additionnée de 15 gouttes d'huile essentielle de citron pour 10 centilitres.

Contre les petites rugosités de la peau

Les acides de fruits permettent d'éliminer facilement et économiquement les callosités des coudes, des genoux et des talons rugueux. Coupez un citron en deux et frottez la pulpe sur les zones concernées. Laissez sécher et répétez l'opération une dizaine de fois.

Soulage les problèmes de jambes lourdes

Nous avons évoqué dans le chapitre précédent les bienfaits cardiovasculaires d'une consommation régulière de citron. Il se révèle également efficace par voie externe sur les problèmes de varices, de capillaires dilatés et de jambes gonflées ou lourdes. Dans ce domaine, on utilise principalement son huile essentielle, astringente et vasotonique, en massages, en compresses ou en bains de jambes.

Huile de massage au citron

Massez vos jambes au moins deux fois par jour avec de l'huile d'amande douce, de jojoba ou de coco additionnée d'huile essentielle de citron, à raison de 5 gouttes par cuillerée à soupe d'huile neutre.

Compresses au citron

Versez dans une bouteille vide 10 gouttes d'huile essentielle de citron, 10 gouttes d'huile essentielle de menthe, 1 cuillerée à soupe d'huile d'amande douce ou de jojoba et 1/2 litre d'eau tiède. Agitez bien ce mélange et imbibez-en des linges propres que vous appliquerez sur vos jambes. Installez-vous jambes surélevées et laissez cette mixture vasotonique et rafraîchissante agir pendant dix minutes au moins.

Épilation au citron

Les femmes du Maghreb et du Moyen-Orient s'épilent traditionnelle avec la *halawa*, un mélange de sucre et de jus de citron. Moins pénible que l'épilation à la cire, elle est tout aussi efficace et durable et plus recommandée en cas de troubles de la circulation car elle brûle moins. Elle présente en outre l'immense avantage, pour les maladroites, de se rincer à l'eau.

Halawa

Portez à ébullition dans une casserole émaillée ou en inox 1/2 litre d'eau avec 700 grammes de sucre et le jus d'un citron pressé. Laissez cuire à feu vif en remuant de temps à autre jusqu'à ce que le mélange épaississe et prenne une couleur brun clair. Éteignez le feu et laissez la *halawa* refroidir sans la laisser se solidifier.

Lorsqu'elle est tiède et élastique, elle est prête à l'usage. Prélevez un peu de pâte dépilatoire et étalez-la dans le sens de pousse des poils sur la zone à épiler (légèrement talquée au préalable). Les plus adroites peuvent procéder à la main.

Appliquez une bande de tissu ou de papier spécial épilation sur le mélange de sucre et de citron, collez-la bien, puis arrachez dans le sens inverse de la pousse des poils.

Une fois l'opération achevée, rincez la zone épilée à l'eau tiède.

Citron et minceur

En 2006, la chanteuse Beyoncé a annoncé avoir perdu 9 kilos en dix jours pour les besoins du casting du film *Dreamgirls*, en se nourrissant exclusivement d'un breuvage composé de jus de citron, d'eau, de sirop d'érable et de piment de Cayenne… Efficace, mais fort dangereux… et sans aucun rapport avec un éventuel pouvoir amincissant du citron ! Lequel est d'ailleurs totalement imaginaire : le citron ne fait pas plus maigrir qu'aucun autre aliment. En revanche, en consommer peut aider à retrouver une silhouette plus svelte.

Pauvre en glucides

Le citron est en effet un fruit particulièrement peu énergétique avec 29 calories aux 100 grammes (27 calories aux 100 grammes dans le jus de citron), avec un apport protidique (1 g/100 g) et lipidique (0,4 g/100 grammes) négligeable, essentiellement présent dans la pulpe. Le citron se révèle en outre nettement moins riche en glucides que les autres agrumes (2,5 g aux 100 grammes contre 8 à 10 grammes aux 100 grammes en moyenne), ce qui fait de lui l'un des rares fruits que les diabétiques peuvent consommer sans crainte. Sa richesse en vitamine C en fait un allié particulièrement précieux des régimes hypocaloriques, dans lesquels l'apport en vitamines est souvent problématique.

Enfin, si l'on en croit le docteur Mark Moyad, de l'université du Michigan, le citron et la vitamine C font chuter le taux de certaines hormones qui stimulent les centres cérébraux de l'appétit.

Ralentit le stockage graisseux

Des recherches récentes montrent que plus le taux sanguin de vitamine C grimpe, moins on assimile de graisses. Le docteur Carol S. Johnston, chef du département nutrition de l'Arizona State University, a publié en 2005 dans le *Journal of the American College of Nutrition* les résultats de travaux mettant en évidence un lien inverse entre la consommation de vitamine C et un taux plus bas d'obésité et de glucose sanguin. Dans le cadre d'une activité sportive, les sujets dont l'apport en vitamine C est adéquat oxydent les cellules graisseuses 30 % plus rapidement que ceux qui en manquent. Le manque de vitamine C pourrait donc entraîner une perturbation métabolique dotée d'une incidence sur la masse corporelle. Or, plusieurs études ont démontré une corrélation inverse significative entre la concentration plasmatique de vitamine C et le degré d'obésité[1]. Ce qui peut suggérer une corrélation entre l'apport en vitamine C et un amincissement plus rapide.

Il semble en outre que, la vitamine C et le glucose empruntant la même voie pour pénétrer dans l'organisme, si l'on absorbe suffisamment de la première, elle freine l'absorption des sucres et régule la glycémie sanguine, ce qui favorise indirectement l'amincissement. Le citron abaisserait ainsi le taux de glucose sanguin et la production d'insuline par le pancréas, tout en augmentant le métabolisme des graisses.

1. Kant A. K., "*Interaction of body mass index and attempt to lose weight in a national sample of US adults: association with reported food and nutrient intake, and biomarkers*", *Eur J Clin Nutr*, 57 : 249-259, 2003 ; Moor de Burgos A., Wartanowicz M., Ziemlanski S., "*Blood vitamin and lipid levels in overweight and obese women*", *Eur J Clin Nutr*, 46 : 803-808, 1992.

La vitamine C participe aussi à la production de la carnitine, une substance qui transporte les molécules de graisses du sang vers les mitochondries, pour être transformées en énergie, et permet de transformer de la graisse en muscle. Elle agit également au niveau du tissu conjonctif en le purifiant de ses toxines, ce qui a pour effet d'améliorer la circulation lymphatique et permet d'éliminer la cellulite et de raffermir les tissus de la peau.

Enfin, les pectines du citron (présentes dans son écorce) constituent une excellente source de fibres alimentaires qui améliorent la satiété.

Auriculothérapie ancestrale

Une technique indienne plus de trois fois millénaire prétend éliminer accès de fringale et kilos superflus grâce à un seul pépin de citron. Il suffit pour cela de presser ledit pépin sur le lobe de votre oreille, siège d'un point d'acupuncture gérant la faim. Après quelques pressions, vous pourrez mieux contrôler votre appétit. Essayez… pourquoi pas ?

Cellulite

Boire régulièrement, en commençant à jeun avant le petit déjeuner, de l'eau minérale pauvre en sel (vérifiez sur l'étiquette) additionnée d'un peu de citron – comptez 1 citron pour 1 litre d'eau – favorise la diurèse et lutte ainsi contre la rétention d'eau inhérente à la cellulite. Prenez de surcroît deux fois par jour cette tisane drainante spécifique.

Tisane anticellulite

Faites infuser pendant dix minutes 1 poignée de feuilles d'ortie et 1 poignée de racines de pissenlit dans

1/2 litre d'eau. Filtrez et ajoutez le jus d'un citron pressé par tasse de tisane.

Massage anticellulite

Pour tonifier et assouplir le tissu conjonctif, massez régulièrement vos fessiers, vos cuisses et votre ventre avec un onguent composé d'huile d'amande douce ou de jojoba additionnée de 15 gouttes d'huile essentielle de citron pour 10 centilitres d'huile de base.

Soins des mains

Hygiène et parfum

Pour vous débarrasser des odeurs de cuisine et conserver des mains propres, douces et jeunes d'aspect avec des ongles bien blancs, frottez-vous les mains avec du jus de citron pur ou avec un demi-citron, puis rincez-les à l'eau avant d'appliquer quelques gouttes d'huile d'amande douce additionnée de quelques gouttes d'huile essentielle de citron. Vous bénéficierez en outre du pouvoir bactéricide du citron, fort utile en cuisine.

De même, prenez l'habitude, lorsque vous vous apprêtez à jeter un demi-citron à la poubelle, de vous en frotter les mains avec en insistant sur le dessous des ongles. Prenez garde cependant : si vous avez de petites coupures ou éraflures : le citron pique…

Renforcer et blanchir les ongles

Pour renforcer et durcir vos ongles, et pour qu'ils restent bien blancs, trempez-les dans un mélange d'eau et de citron. Vous pouvez aussi couper un citron en deux et enfoncer vos doigts dans la pulpe. Laissez agir pendant quelques minutes.

Pour les ongles cassants, faites une cure d'une semaine, au cours de laquelle vous appliquerez au pinceau matin et soir du jus de citron en guise de durcisseur d'ongles.

Manucure au citron

Pour ramollir les petites peaux, faites tremper vos mains pendant cinq à dix minutes dans un bol d'eau chaude additionnée d'une cuillerée d'huile d'amande douce et d'un citron coupé en quartiers. Malaxez les morceaux de citron avec vos doigts, afin de bien libérer les actifs de citron. Terminez par un massage des mains avec une solution composée d'une cuillerée à soupe d'huile d'olive et d'un de jus de citron.

Si vous avez les mains calleuses, appliquez auparavant du jus de citron pur, que vous laisserez sécher et agir pendant une dizaine de minutes avant de procéder à votre bain de mains. Les Chinois recommandent, en cas de callosités récalcitrantes, d'appliquer des rondelles de citron sur la peau au coucher, de les fixer avec un bandage et de dormir avec ce cataplasme improvisé.

Contre les taches brunes

Pour estomper les taches brunes de vieillesse, tapotez-les avec du jus de citron pur. Vous pouvez aussi vous frotter le dessus des mains avec un demi-citron.

Soins des pieds

Pour éliminer les callosités

Avant de vous coucher, badigeonnez les zones affectées de jus de citron pur. Il agira ainsi toute la nuit.

Pieds gonflés

Si vous avez les pieds gonflés et engourdis, plongez-les pendant quinze minutes dans une cuvette remplie d'eau chaude (pas plus de 38 °C) dans laquelle vous aurez pressé 1 citron et versé 1 cuillerée à soupe d'huile de jojoba, 5 gouttes d'huile essentielle de citron et 5 gouttes d'huile essentielle de menthe.

Pour éliminer les verrues

Préparez le remède suivant : faites macérer l'écorce de 2 citrons coupée en morceaux dans un flacon avec 10 centilitres de jus de citron pressé et 10 centilitres de vinaigre d'alcool. Bouchez le flacon et laissez les écorces macérer pendant une semaine. Appliquez cette solution antiverrues à l'aide d'un coton-tige matin et soir, jusqu'à ce que la callosité disparaisse.

Attention !

Le citron comme l'huile essentielle de citron contiennent du bergaptène, qui peut provoquer l'apparition de taches cutanées très inesthétiques en cas d'exposition en soleil. Nettoyez-vous donc soigneusement la peau avant de vous exposer ou utilisez une huile essentielle sans bergaptène, en vente dans le commerce.

Rappelons que les huiles essentielles ne doivent jamais s'utiliser pures, mais diluées dans une huile neutre.

Sauf indication contraire, ne conservez jamais les produits préparés grâce à ces recettes. Ils se détériorent en effet très rapidement.

En cas de doute, demandez conseil à votre médecin ou à votre pharmacien.

5

Le citron à la maison

On recourt de longue date au citron pour mille et un usages ménagers. Ainsi, au Moyen Âge, on lavait le linge avec une décoction de savon et de cendre additionnée de jus de citron ou de verjus (jus acide de raisin vert), puis on le laissait sécher au soleil. L'huile essentielle de citron entre, quant à elle, dans la composition de quantité de produits d'entretien : nombreux nettoyants, savons pour la vaisselle, lessives, désinfectants, peintures, teintures, solvants, désodorisants et insecticides.

Tout nettoyer dans la maison

Le citron est un excellent agent nettoyant qui sert aussi bien à blanchir le linge et la dentelle qu'à récurer l'intérieur des peaux des animaux naturalisés.

Détachant

L'application de jus de citron pur permet d'éliminer la plupart des taches courantes : taches d'encre de feutre ou de stylo à bille, d'herbe, de fruits et de légumes ou encore de nicotine sur les doigts comme sur les étoffes. Cette méthode agit aussi sur les cols jaunis, les taches de transpiration et les brûlures laissées par le fer à repasser sur les tissus blancs.

Les traces de moisi et d'humidité, elles, disparaîtront si vous les badigeonnez de jus de citron et les exposez ensuite au soleil (sur les tissus de couleur, faites d'abord une touche d'essai sur une partie peu visible).

Pour ôter les taches de sang, appliquez 1 pincée de sel diluée dans 1 cuillerée à café de jus de citron. Laissez agir jusqu'à ce que la tache s'efface, puis lavez normalement. Cette méthode fonctionne aussi pour les taches de vin rouge.

En cas de tache grasse (beurre, huile, etc.), commencez par absorber l'excès de gras à l'aide d'un essuie-tout, puis tamponnez la tache avec un linge imbibé de jus de citron chauffé. Pour éliminer les traces de cambouis, commencez par les diluer avec un peu d'huile ou de beurre, puis procédez comme ci-dessus.

Lorsqu'un linge blanc présente des taches de rouille, il suffit de quelques rondelles de citron pour lui rendre toute sa fraîcheur. Enveloppez-les dans un morceau de tissu, puis repassez avec un fer bien chaud. Recommencez autant de fois que nécessaire pour faire disparaître les taches.

Nettoyages divers

Argent

Frottez votre argenterie ou vos bijoux en argent avec une rondelle de citron (faites tremper les petites pièces dans du jus de citron), puis rincez-les soigneusement à l'eau chaude et séchez-les à la peau de chamois.

Cuivres, bronze et laiton

Procédez de façon identique pour les cuivres, mais saupoudrez-les au préalable de gros sel.

Porcelaine

Utilisez des rondelles de citron saupoudrées de sel fin pour nettoyer les sanitaires encrassés ou entartrés. Pour la vaisselle en faïence ou en porcelaine, utilisez du jus de citron chaud que vous appliquerez au chiffon ou dans lequel vous ferez tremper les objets. Rincez abondamment.

Bois précieux

On utilise de l'huile d'amande douce ou de la glycérine additionnée d'huile essentielle de citron pour nourrir les parties en bois de rose des guitares et autres instruments à cordes. Vérifiez d'abord toutefois que le bois n'est pas verni, auquel cas l'huile ne pourrait pas pénétrer dans le bois.

Marbre

Le jus de citron mélangé à du sel fin constitue un abrasif très doux tout à fait approprié pour raviver les surfaces fragiles ternies comme le marbre. Pour déjaunir le marbre blanc, frottez-le avec un demi-citron puis appliquez quelques gouttes d'huile. Attention : utilisez peu de citron et ne laissez jamais le citron posé sur le marbre, car il attaquerait sa surface.

Ivoire

Un peu de jus de citron avec de la sciure de bois ravivera les touches d'ivoire jaunies d'un vieux piano (évitez absolument d'en répandre entre les touches). Laissez-le sécher, puis faites briller avec un chiffon de laine. Pour les objets en ivoire, un demi-citron saupoudré de sel fin convient également.

Un désinfectant efficace

Avec un peu de citron et de bicarbonate de soude, plus besoin de détergents ménagers. Mélangez 1 cuillerée à soupe de bicarbonate et 1 cuillerée à café de citron pour obtenir une poudre à récurer efficace et qui ne raye pas les surfaces, à l'exception des objets et des éviers en aluminium. Pour nettoyer tous les ustensiles et les surfaces de la cuisine et de la salle de bains, dissolvez 1 cuillerée à soupe de bicarbonate dans un bol d'eau et ajoutez le jus d'un demi-citron. Afin d'obtenir un brillant éclatant, rincez le tout à l'eau légèrement citronnée pour éliminer les résidus calcaires.

Utilisez du jus de citron pur pour désinfecter les éponges ménagères comme les brosses à dents.

Détartre

Au lieu d'acheter des produits détartrants chimiques « dangereux », versez simplement un peu de jus de citron pur sur les dépôts calcaires. Laissez agir quelques instants (l'effervescence qui se produit indique que le citron accomplit son œuvre), puis rincez.

Le citron permet aussi de neutraliser le calcaire de l'eau du robinet, nocif pour certaines plantes d'intérieur. Faites mariner pendant deux jours l'écorce d'un citron coupée en bâtonnets dans 1 litre d'eau, dont vous vous servirez pour arroser vos plantes.

Désodorise et parfume

Dans une scène-culte du film *Atlantic City*, de Louis Malle, un Burt Lancaster dans tous ses états observe à la dérobée Susan Sarandon, qui se frotte langoureusement le corps avec des citrons coupés en deux pour éliminer l'odeur liée à son travail dans un bar à huîtres.

Contre les mauvaises odeurs

De fait, rien ne vaut le jus de citron pour éliminer les relents de poisson, d'œuf ou toute autre odeur de cuisson dans la cuisine, le lave-vaisselle ou le four à micro-ondes. C'est le principe du rince-doigts rempli d'eau avec une rondelle de citron.

Vous pouvez aussi placer un citron dans le réfrigérateur pour le désodoriser.

Parfumer

Les Grecs antiques utilisaient les agrumes importés de Médie pour parfumer leur linge.

Faire brûler un citron dans la cheminée suffit à embaumer toute la pièce et un citron mûr piqué de clous de girofle se desséchera sans pourrir en répandant son arôme dans vos armoires.

Pot-pourri au citron

Remplissez un bocal de rondelles de citron séché et d'écorces d'orange avec 2 bâtonnets de cannelle, 1 cuillerée à soupe d'anis étoilé (badiane) et 1 cuillerée à café de clou de girofle. Ajoutez 5 gouttes d'huile essentielle de bergamote, de néroli ou de citron.

Chasse les insectes

Dans l'Antiquité grecque, on utilisait déjà le citron pour protéger le linge des mites. On cultivait également des citronniers à proximité des oliviers afin d'éloigner les parasites de ces derniers.

Suspendez dans vos placards des écorces de citron et placez-les dans vos armoires à linge pour éloigner les insectes.

Pour décourager les fourmis, posez un demi-citron ou, mieux, un citron légèrement pourri sur le sol sur leur passage.

Contre les moustiques et les moucherons, versez 20 gouttes d'huile essentielle de citron dans 1/2 litre d'eau que vous chaufferez dans un diffuseur. Et, pour vous prémunir contre les piqûres, enduisez-vous de la lotion suivante : diluez 10 gouttes d'huile essentielle de citron dans 50 millilitres d'huile d'amande douce. Massez bien pour faire pénétrer le produit. Aucun moustique ne vous approchera plus.

Source d'acide citrique

Le citron comporte environ 5 % d'acide citrique. Jusqu'à l'apparition des tactiques modernes de synthèse, il représentait la source principale de cette substance. On l'extrayait en précipitant le jus avec du carbonate de calcium, ensuite traité à l'acide sulfurique. Il sert dans l'industrie alimentaire comme acidifiant et comme conservateur (il apparaît sur les étiquettes sous la dénomination d'E330), ainsi que dans l'industrie pharmaceutique et pour divers autres procédés de production de papier, de reproduction sur tissu, etc.

Il sert également depuis peu pour entretenir les pots d'échappement catalytiques des moteurs diesel. Ceux-ci comportent en effet une structure antipollution en platine qui purifie les gaz d'échappement et transforme le monoxyde de carbone et les hydrocarbures non brûlés en bioxyde de carbone. Or, le gazole renferme du soufre corrosif pour le platine, tout comme le phosphore de l'huile anticorrosion. Les chercheurs de l'Institut de catalyse et de pétrochimie de Madrid ont réussi à les nettoyer sans endommager ce précieux métal grâce à une solution diluée d'acide citrique. En six heures, 90 % du soufre et 82 % du phosphore d'un catalyseur avaient été éliminés.

Citron antipollution

L'inventeur italien Domenico Napoleone a mis au point, avec le concours d'une chercheuse en chimie, Maria Pia Sammartino, un système baptisé Pupo capable de dépolluer les gaz d'échappement à 98 % en retenant les émanations toxiques (benzène, toluène, xylène, etc.) et les métaux lourds (fer, plomb, cuivre et zinc) produits par les moteurs. Comme il agit sur les gaz d'échappement et non pas sur l'alimentation, il fonctionne pour tous les types de moteur, essence, diesel et GPL, et nécessite simplement de l'eau déminéralisée et du jus de citron. Il ne demande en outre presque aucun entretien, puisqu'il suffit de rajouter de l'eau déminéralisée et de remplacer le charbon actif du filtre tous les 50 000 à 60 000 kilomètres.

Pile électrique au citron

Aussi appelée pile de Volta, elle permet, avec un ou deux citrons, un peu de fil électrique, une lamelle de zinc, une de cuivre et un rouleau de scotch, d'éclairer une petite ampoule de 1,5 V au maximum, voire d'entraîner un tout petit moteur.

Coupez le citron en deux. Fabriquez des électrodes en fixant une extrémité des morceaux de fil électrique dénudés aux lamelles de zinc (utilisez le scotch) et l'autre aux lamelles de cuivre. Enfoncez une lamelle de zinc dans un demi-citron et une lamelle de cuivre dans l'autre demi-citron.

Appliquez la lamelle de zinc visible sur la borne négative de l'ampoule, en général située à la base du verre, puis mettez la lamelle de cuivre en contact avec la borne positive de l'ampoule, habituellement positionnée en dessous. La lampe devrait s'éclairer légèrement.

Cette expérience de chimie amusante s'explique par l'écart de potentiel d'environ 1 volt entre la tige de zinc et la tige de cuivre plongées dans l'acide citrique du citron. Ces réactifs n'étant pas séparés, les ions peuvent migrer librement dans ce bain pour rétablir la neutralité électrique.

Encre invisible

Le jus de citron pressé peut servir d'encre sympathique, une encre permettant d'écrire des messages invisibles sur une feuille de papier. Trempez une plume ou un pinceau dans le citron et utilisez-le comme une encre ordinaire. Laissez-la sécher : vos secrets sont bien gardés.

Votre message réapparaîtra comme par magie dès que son destinataire passera la feuille de papier au-dessus d'une bougie.

À la cuisine

Le citron est tout aussi précieux dans la cuisine, où il facilite la montée des blancs d'œufs en neige et la préparation du caramel ; il évite aussi que ce dernier durcisse trop vite.

Prévenir l'oxydation de certains aliments

Pour éviter que certains aliments s'oxydent et prennent une teinte brune dès qu'ils sont exposés à l'air, on les arrose de citron. L'acide citrique qu'il renferme bloque momentanément le processus en dénaturant les enzymes qui causent le noircissement et la dégradation.

Il permet ainsi de préserver l'aspect des pommes, des bananes et des salades de fruits en général, ainsi que des avocats, des fonds d'artichaut, du chou-fleur, etc.

Faire prendre les confitures

Les pépins et l'écorce de citron sont riches en pectine gélifiante. On en ajoute donc dans les confitures de fruits pour qu'elles prennent plus vite.

6

La gastronomie du citron

Nées au pied de l'Himalaya, les diverses variétés de citron intéressèrent les cueilleurs de l'époque préhistorique.

Le goût du citron

Les citrons sont sans doute les premiers agrumes qui ont séduit les palais occidentaux et les gourmets, avant les oranges. C'est de Palestine que l'utilisation culinaire de ce fruit rafraîchissant s'est propagée vers l'Italie, la France et le reste de l'Europe. On sait qu'il était cultivé à grande échelle dès le XIIIe siècle, comme le cédrat ou l'orange amère, dans le sud de l'Italie.

L'importance des fruits dans la cuisine européenne a beaucoup varié au fil des siècles. Les Romains achevaient traditionnellement leurs repas par des fruits et en faisaient un large usage en cuisine, même dans les plats salés – ils appréciaient les saveurs aigres-douces (notamment l'omniprésent garum, un condiment à base de poisson et de vinaigre). Il semble cependant que le citron n'ait guère été consommé à l'époque. En témoigne d'ailleurs la recommandation de Pline, dans son *Histoire naturelle* : « On ne saurait guère en manger sans vinaigre. »

La diététique médiévale, elle, se méfie des fruits, jugés dangereux. Seules les variétés qui poussent dans les arbres, donc près du ciel, trouvent parfois grâce aux yeux des médecins. Réputées les plus nobles, elles sont considérées, à l'instar des volailles et des oiseaux, comme particulièrement adaptées aux estomacs délicats et/ou raffinés. On recommande souvent de manger les fruits cuits plutôt que crus et en respectant des règles assez strictes. Aussi les premiers traités sur les usages de table, appelés « civilités » ou « contenances de table », mêlent-ils bienséance, morale et diététique et proposent-ils des préparations à visée moins gastronomique que propres à faciliter la digestion.

À l'époque, la digestion est d'ailleurs assimilée à une seconde cuisson, ou « coction », qui vient compléter la première (d'où la méfiance à l'égard des aliments crus, qui obligent l'estomac à accomplir seul tout le travail de cuisson indispensable). De même, l'assaisonnement des salades fait-il figure de première coction. Lorsqu'on fait cuire les fruits dans du vin et des épices ou qu'on les sert sous forme de bonbons sucrés, de sirops et de confitures, le sucre ou le miel dans lequel ils ont baigné permet une sorte de transmutation bénéfique qui les rend moins nocifs.

Le Moyen Âge et la Renaissance ne connaissaient pas nos menus bien ordonnés et pouvaient aussi bien commencer le repas par des fruits que cuisiner ceux-ci avec les viandes et les poissons. En France, où l'on apprécie tout particulièrement les saveurs acides dans les plats et les sauces, on ne tardera pas à adopter des recettes en provenance du monde musulman comme les *limonia* à base de jus de citron (appelés *limonea* dans le manuscrit *Sent Sovi*) ou les *romania* confectionnées à partir de grenades, que l'on retrouve dans des « réceptaires » culinaires italiens[1] comme dans le *Liber de Coquina,* l'*Anonimo Toscano,* l'*Anonimo Veneziano* et le *Modus*. La sauce la plus appréciée pour accompagner le poisson cuit au court-bouillon se compose d'œufs battus avec du citron et un peu de bouillon de cuisson. La cuisine arabo-andalouse du XIIIe siècle acidifie en effet les plats avec du citron, du vinaigre, du verjus, des pommes acides, du cédrat, du jus de bigarade, de l'abricot, des baies de sumac, du lait aigre ou du petit-lait. Le *Libre del Coch* comprend lui aussi des sauces au jus de citron. Ces saveurs venues du Maghreb et d'Al-Andalus (l'Andalousie à l'époque sous domination mauresque) se sont intégrées à la cuisine de la péninsule Ibérique, comme en témoigne le recueil catalan *Sent Sovi*, qui date du XIVe siècle. Elles imprégneront aussi très vite les recettes siciliennes, ainsi que la cuisine juive.

Au XIVe siècle, le traité de diététique *Opusculum de Saporibus* de Magninus de Milan conseille « que la matière des sauces en été soit le verjus, ou le jus tiré des sommités de la vigne, ou le vinaigre, ou le jus de citron, ou d'orange, ou de grenade ». Cet ouvrage précise que « les rôtis de tourterelles, de perdrix, de pigeons, de cailles, n'ont besoin d'aucune autre sauce que du sel et du citron ». Deux siècles plus tard, Jacques de Vitry, parlant des fruits que l'on appelle alors encore « limons », explique : « Leur jus sert en

1. Redon O., Sabban F., Serventi F., *La Gastronomie au Moyen Âge. 150 Recettes de France et d'Italie*, Stock, 1991 ; Marilyn Nicoud, « Savoirs et pratiques diététiques au Moyen Âge », *Cahiers de recherches médiévales et humanistes*, 13 spécial 2006 (en ligne), mis en ligne le 3 avril 2009. URL : http://crm.revues.org//864. consulté le 31 mai 2011.

été pour assaisonner le poisson et la viande, parce qu'il est frais, pique le palais, et provoque l'appétit. » Les nombreux plats aigres-doux marient le citron et les autres fruits acides aux prunes, dattes et autres raisins secs comme dans l'*egurdouce*, le brouet sarrasin ou l'ambroisie de poulet cités dans les recueils italiens ou britanniques de l'époque.

Aux XVIIe et XVIIIe siècles, les épices exotiques détrônent les condiments plus banals tels que le citron. Cependant, Pierre de Lune, qui se présente comme ancien « escuyer de cuisine » de feu le duc de Rohan, cite « des tranches de citron tenues au frais dans un bol d'eau » dans la préface de son ouvrage *Le Cuisinier* parmi les ingrédients indispensables à tout bon cuisinier. Mais le citron est victime de son succès : il est si répandu que Boileau peut se gausser de lui comme de la muscade et demander dans son *Repas ridicule* : « Sentez-vous le citron dont on a mis le jus ? » Et la comtesse d'Aulnoy, relatant un dîner à Madrid en 1691, rapporte que le jambon servi lui aurait plu s'il n'avait été « tout lardé d'écorces de citron, ce qui diminuait bien sa bonté ».

En réaction contre ces excès, les cuisiniers français prônent désormais une cuisine plus simple. *L'Art de bien traiter*, qui paraît en 1674, résume ainsi cette nouvelle approche : « La meilleure façon, & la plus saine de manger le rosty, tel qu'il puisse estre, c'est de le devorer tout sortant de la broche dans son jus naturel, & pas tout à fait cuit, sans y apporter tant de precautions incommodes, qui détruisent par leurs façons étrangeres le goust veritable des choses, comme ceux qui voulant faire un bon repas d'un aloyeau apres l'avoir osté de la broche, le couppent par morceaux y mettent de l'eau, du vinaigre, du boüillon, du poivre & du sel à confusion, de l'ail des échalottes, des écorces de citron, ou d'orange, de la muscade, des capres, & infinité d'autres salmigondis qui font changer cette viande de nature [...] »

À partir du XIXe siècle, la consommation d'agrumes se concentre sur les desserts, puis les jus de fruits, qui font leur apparition dans les années 1860 et les premières usines de jus de citron vert, appelé « cordial » et additionné de dioxyde de soufre en guise de conservateur. Les fruits sont pressés dans les machines des sucreries des Caraïbes, transvasés dans des tonneaux en bois dans lesquels on les laisse reposer deux semaines. Les impuretés s'étant déposées au fond des récipients, on recueille le jus, on le sucre, on le traite au dioxyde de soufre et on le conditionne.

Si la tradition de cuire l'écorce de cédrat dans du miel afin d'en faire une confiserie est arrivée d'Inde avec les cédratiers et si les sucreries aux agrumes n'ont guère tardé à envahir l'Europe, elles sont longtemps demeurées une denrée de luxe réservée aux tables aristocratiques.

Au Moyen Âge et durant la Renaissance, les banquets s'achèvent fréquemment par le « boute-hors » : une fois le repas fini, on quitte la table pour passer dans une autre pièce afin de déguster du vin et des « espices de chambre », c'est-à-dire des confiseries au sucre ou au miel et aux épices ou aux fruits. Les fruits confits sont censés favoriser la digestion et « fermer l'estomac ». Les menus des Italiens Christoforo da Messisbugo et Scappi se concluent par des fruits confits ou cuits dans du vin. Des melons, des citrons, des oranges, des grenades et des coings (on parle de « codognat » ou de « codonhat »)... On voit également apparaître des préparations aux fruits secs (pignons, amandes, noix, etc.) proches de notre nougat : le « pignolat » et ses cousins catalans : la *pinyonada* et le *torron.*

Proches des fruits confits, les confitures peuvent également être servies en fin de repas, pour les mêmes raisons. Elles conservent toutefois une connotation plus « médicalisée ». Les premières recettes de confitures, que l'on appelle au XIIe siècle « letuaires », ou de sirops de fruits apparaissent d'ailleurs dans les livres de médecine au titre de remèdes. On ne les prépare pas à la maison, mais on les achète chez l'apothicaire (comme les épices et le sucre). À partir du XVe siècle, les letuaires prennent le nom d'« électuaires », qui subsistera dans la pharmacopée jusqu'à nos jours.

De son côté, le terme « confiture », qui apparaît au XIIIe siècle, désigne des conserves d'aliments bouillis dans le sucre ou le miel. Il regroupe sous sa bannière l'ensemble de ce que nous appelons aujourd'hui les confiseries. L'*Anonyme andalou*, qui date de cette époque, présente dans sa dernière partie plusieurs recettes de sirops de fruits ou de raisinés à base de grenades, de citrons, de dattes, de pommes, de raisins, de figues et de coings (25 % des recettes de ce recueil sont faites avec des fruits). On prépare aussi dans la péninsule Ibérique des écorces de citron confites, les *titra condita*, inspirées d'une préparation du médecin arabe Avicenne. Un siècle plus tard, le *Llibre de totes maneres de confits catalan* ne compte pas moins de trente-trois recettes de fruits confits et de confitures, dont des préparations au citron.

La frontière demeure faible entre confits médicamenteux et confitures de table, comme en témoigne le *Petit Traicté contenant la manière pour faire toutes confitures,* l'un des plus anciens recueils de recettes de confitures recensés et qui reprend des préparations héritées de la médecine arabe figurant dans un manuel de pharmacie du XIIe siècle, l'*Antidotaire Nicolas*, dont l'auteur appartenait à l'école de médecine de Salerne. Jusqu'au XVIe siècle, on ne trouve guère de mode d'emploi pour concocter des fruits confits ou des confitures que dans les ouvrages de pharmacie. Le *Ménagier de Paris* mentionne simplement dans sa rubrique « Diverses petites choses complémentaires », comment confectionner une « compote » de noix, de navets, de carottes, de poires, de courges, qu'il appelle ensuite « confiture ». Dans son *Livre des confitures*, Nostradamus donne en 1552 de véritables posologies, voire recommande des soins après certaines recettes.

Stefano Francesco di Romolo Rosselli, auteur de la Renaissance italienne, explique dans *Secreti*, en date de 1593, comment confire les coings, les prunes et les pêches, tandis que l'*Epulario e segreti vari* de Giovanni del Turco (1602) donne dans le troisième volume de son opus quelques recettes de fruits confits et confitures. Le citron confit figure en bonne place dans la cuisine arabo-andalouse, comme chez Lancelot de Casteau à la fin du XVIe siècle.

Autour du monde avec le citron

Le citron relève aussi bien une vinaigrette toute simple à l'huile d'olive qu'une mayonnaise, une marinade pour la viande ou le poisson, ou un plat exotique riche de saveurs complexes. Il parfume le *Backhandl*, le poisson mariné puis pané caractéristique de la cuisine viennoise, et son jus fouetté avec du jaune d'œuf fait toute l'originalité de la soupe grecque à l'œuf comme du waterzooï de poulet flamand.

Antilles

Ce sont les Européens qui ont introduit le citron et le citron vert aux Antilles au milieu du XVe siècle. Pourtant ce fruit compte parmi les saveurs les plus typiques de la cuisine des îles au même titre que les piments ou l'oignon ! Il figure dans la liste des ingrédients de la plupart des recettes de poisson, de volaille ou de légumes et dans toutes les sauces ou presque, sans parler des innombrables desserts au citron vert. Il fait en outre excellent ménage avec le rhum…

Afrique du Nord

Les citrons jaunes confits au sel et marinés sont un condiment très apprécié au Maghreb et en Égypte, ainsi qu'un ingrédient indispensable du classique tajine au citron.

Inde

En Inde, pays d'origine du citron, on a depuis des millénaires appris à en faire le meilleur usage. On frotte ainsi couramment les poissons et les crustacés crus d'un mélange de jus de citron jaune ou vert et de curcuma, et l'adjonction en fin de cuisson d'une cuillerée de jus de citron pour aciduler des plats de légumes, de lentilles ou des currys de viande ou de poisson revient dans une foule de recettes.

Côté conserves, le chutney au citron, ce condiment aigre-doux à base de fruits, de légumes ou d'un mélange des deux très apprécié des Anglais, est originaire d'Inde (*chatni*). Il accompagne les currys, cela va de soi, mais aussi la plupart des plats de viande, de poisson, de légumes…

Italie

Le citron est un élément si essentiel de la cuisine italienne qu'il paraît incroyable qu'il s'agisse pour elle d'un produit d'importation relativement récente. Son zeste râpé agrémente aussi bien les fricassées de poulet ligures que la sauce *gremolata*, variante de la persillade française composée à parts égales de zestes d'orange et de citron, d'ail et de persil finement hachés, que l'on ajoute juste avant de servir sur un osso-buco, un rôti, une escalope de veau ou toute autre viande braisée.

Dans la région de culture du citron d'Amalfi, le fameux *Sfusato amalfitano*, on cuisine les feuilles de cet arbuste en savoureuses *frittelle di cecenielli* (petite friture), qui aromatisent également le lapin (*coniglio alla conchese*)... Mais la plus grande richesse de cette variété de citron se niche dans son écorce épaisse et rugueuse, riche en huiles essentielles, qui règne sur la cuisine et surtout sur la pâtisserie locale : les tartes au citron, le pain de Gênes (une sorte de quatre-quarts) aromatisé au citron, les gâteaux fourrés de crème au citron et le baba moelleux enchantent les palais les plus exigeants. Cette écorce macérée dans l'alcool donne une liqueur très parfumée appelée *limoncello*.

Les Siciliens se régalent depuis le XVIIe siècle de sorbets et de granités, spécialités givrées que l'on préparait jadis grâce aux pains conservés dans les glacières creusées dans la roche autour de la ville, que l'on remplissait de neige salée pendant l'hiver. Ils buvaient autrefois une désaltérante limonade additionnée de sel et d'eau de Seltz.

Japon

Au pays du Soleil-Levant, la sauce ponzu combine jus de citron, sauce de soja, bouillon de bonite *dashi* et ciboules pour accompagner la viande grillée. On décore aussi volontiers les salades, les légumes ou les plats de tofu grillé, les œufs brouillés ou les soupes d'écorce de citron détaillée en fines lamelles.

Mexique

On confectionne à Mexico une citronnade appelée « eau de citron » en mixant un citron vert sans l'éplucher avec du sucre en poudre dans 1 litre d'eau. Une fois filtré et réfrigéré, ce breuvage se révèle très rafraîchissant. La bière, elle, se boit assaisonnée d'un filet de jus de citron vert, à moins qu'on ne glisse un quartier de citron vert directement dans le col de la bouteille. La tequila, l'alcool national, se boit d'un trait après avoir mordu dans un citron vert et pris un peu de sel.

Le jus de ce fruit entre aussi dans la composition de quantité de recettes, notamment les *salsas* typiques.

Moyen-Orient

Au Moyen-Orient, on fait sécher les citrons verts depuis fort longtemps afin de les conserver. Ils pouvaient en outre ainsi être transportés et vendus dans des contrées lointaines. En Iran, en Irak et à Oman, on continue à utiliser couramment ces citrons verts séchés, souvent vendus sous l'appellation de « citrons noirs » (voir chapitre 2) ou, s'agissant de la variété en poudre proposée dans les épiceries orientales, de *limou omani*. On les ajoute soit entiers, soit réduits en poudre, selon la recette, pour acidifier des plats. Si vous les utilisez entiers, pensez à les inciser d'abord de la pointe d'un couteau.

Pérou

Le *ceviche* est une spécialité péruvienne de filets de poisson cru macéré pendant quelques heures dans une marinade de jus de citron vert, avec de l'oignon, de l'ail, du sel et du poivre. L'acidité de ce jus va « cuire » le poisson. On trouve de nombreuses recettes similaires d'Hawaï aux Antilles et sur tous les rivages du Pacifique.

Cuisiner le citron

Le citron est l'un des fruits les plus célèbres de la famille des agrumes ; pourtant, c'est l'un des rares aliments courants qui ne soit jamais dégusté comme tel, seul et entier. On ne le consomme jamais en effet qu'en « pièces détachées » : son écorce parfumée, son jus aigrelet dans une citronnade ou quelque sauce ou encore une rondelle de sa chair dans une tasse de thé ou un gin tonic, ou encore un quartier en garniture d'un plateau de fruits de mer…

L'écorce de citron

C'est elle qui renferme l'huile essentielle qui donne leur saveur unique à quantité de liqueurs réputées tels le Grand Marnier, le Cointreau, le curaçao ou le triple sec, ainsi qu'aux chewing-gums et aux crèmes glacées.

Zeste

Le zeste de citron s'utilise pour parfumer la pâtisserie, les pains, les gâteaux, les boissons.

Pour prélever le zeste, pelez les citrons avec un couteau spécial, dit zesteur, ou tout simplement un couteau économe en veillant à ne prélever que la couche supérieure jaune, qui contient toutes les huiles essentielles, sans entamer la peau blanche amère qui se trouve en dessous. S'il reste de la peau blanche, posez le zeste sur une planche et raclez avec la lame d'un couteau jusqu'à obtenir une lamelle mince et transparente. Détaillez les zestes en fines languettes. Plus le zeste sera fin, mieux son arôme se mêlera aux autres et se fondra dans vos recettes.

Pour râper un zeste, utilisez la partie fine d'une râpe à fromage et frottez doucement pour ne pas entamer la partie blanche. S'il entre tout naturellement dans les plats exotiques comme les currys, il relève aussi à merveille les ragoûts de veau, mais également une simple purée de pommes de terre, un plat de riz ou de pâtes.

Lorsque vous préparez un bouillon de viande, plongez dedans l'écorce d'un citron coupée en gros rubans : elle allégera la préparation et lui conférera un goût original. Retirez le citron avant de servir.

Écorces déshydratées

Pour pouvoir toujours « citronner » un plat, faites sécher des écorces de citron à température ambiante. Elles perdront une partie de leur saveur, mais demeureront parfumées et se conserveront pendant six mois dans un bocal hermétique. Épluchez les citrons au couteau zesteur en éliminant bien la partie blanche amère et faites sécher ces zestes pendant douze heures sur une grille. Vous pouvez aussi rôtir au four des moitiés de citron que vous détaillerez ensuite au fur et à mesure de vos besoins ; elles resteront plus tendres que les zestes séchés.

Le jus de citron

Il sert bien évidemment à préparer la citronnade et d'autres boissons rafraîchissantes. Il parfume les glaces, les sorbets, les granités, les crèmes, les tartes et les gâteaux, remplace le vinaigre pour assaisonner les salades et les crudités et n'a pas son pareil pour déglacer une poêle et confectionner ainsi une sauce savoureuse. Un filet de citron relève les poissons comme les plats de fruits de mer.

Il constitue l'ingrédient de base des marinades pour les poissons, dont il permet de neutraliser l'odeur car l'acide qu'il contient neutralise leurs amines en les convertissant en sels d'ammonium non volatils. Utilisé pur, le jus de citron exerce une sorte de cuisson à froid.

Faire mariner la viande, avant de la cuisiner, dans un mélange de jus de citron et d'autres ingrédients, attendrit celle-ci car son acide hydrolyse en partie les fibres dures du collagène de la viande. Dans le cas du carpaccio de bœuf, le jus de citron opère une sorte de « précuisson ».

Avec les fruits de mer, le pouvoir antiseptique et bactéricide du citron se révèle aussi précieux que savoureux. Au tournant du XXe siècle, le médecin Charles Richet a montré que quelques gouttes de citron sur une huître suffisaient pour détruire en un quart d'heure presque tous les germes pathogènes qu'elle est susceptible d'abriter. On recommandera donc, par précaution, de citronner sans modération tous les coquillages frais qui se consomment crus et d'attendre ensuite un quart d'heure pour les déguster. Vous pouvez aussi les faire tremper dans une cuvette remplie d'eau citronnée à raison de 15 centilitres de jus frais par litre (soit 1/2 citron à 1 citron par litre).

Un citron renferme en moyenne 3 cuillerées à soupe de jus. Pour que vos citrons donnent le maximum de jus possible, attendez qu'ils soient à température ambiante avant de les presser (ou chauffez-les pendant vingt ou trente secondes au four à micro-ondes s'ils sortent du réfrigérateur). Faites-les ensuite rouler avec la paume de votre main sur une table ou sur toute autre surface dure, de façon à les ramollir et à faire éclater la peau des quartiers qui composent sa pulpe.

Rondelles et quartiers

Les rondelles de citron jaune ou vert parfumeront vos jus de fruits frais, vos cocktails et autres breuvages alcoolisés et apporteront une touche décorative à vos plats.

Coupés en quartiers, ils constituent les compagnons indispensables des huîtres, des fruits de mer et des poissons… On les tranche toujours dans le sens de la longueur. Si vous décidez de les peler à vif, c'est-à-dire de les débarrasser complètement non seulement de leur écorce mais aussi de la peau blanche et amère qui enrobe chaque quartier, munissez-vous d'un couteau aiguisé… et de patience !

7

Recettes citronnées

Conserves de citron

Confitures et conserves sucrées

Citrons confits

1 kg de citrons coupés en fines rondelles
1 kg de sucre en poudre
10 cl d'eau

Préparez un sirop avec l'eau et le sucre dans une casserole en émail ou en inox. Dès qu'il est à ébullition, plongez les rondelles de citron dedans. Faites cuire à feu très doux jusqu'à complète absorption du liquide. Attention, les citrons ne doivent ni durcir ni caraméliser.

Ces tranches de citron confit se marient fort bien avec le porc et le canard.

Pour les utiliser dans des recettes sucrées, vous pouvez aussi les faire macérer pendant quelques jours dans de la liqueur d'orange.

Confiture de citrons

600 g de citrons
400 g de sucre en poudre
20 g de gingembre frais
2 gousses de vanille
5 cl de rhum ambré (ou de whisky)

Rincez et égouttez les citrons. Coupez-les en fines rondelles et disposez-les dans un plat creux non métallique. Recouvrez-les d'eau puis laissez-les macérer pendant 8 heures, en changeant l'eau à deux ou trois reprises (afin d'éliminer l'amertume).

Égouttez les rondelles de citron et plongez-les dans une casserole d'eau bouillante pendant 5 minutes. Retirez-les du feu et passez-les sous l'eau froide.

Versez le sucre dans une terrine, ajoutez les rondelles de citron et laissez reposer au moins 1 heure, jusqu'à ce que le sucre commence à fondre.

Pelez le gingembre et détaillez-le en bâtonnets que vous transvaserez dans le récipient contenant le sucre et le citron. Ajoutez les gousses de vanille fendues en deux, puis placez le tout dans une casserole émaillée ou en inox. Portez à ébullition et laissez cuire 40 minutes à feu modéré en remuant régulièrement. Versez le rhum (ou le whisky) dans la préparation et laissez bouillir pendant 5 minutes.

Retirez du feu et laissez la confiture reposer 5 minutes avant de la répartir dans des bocaux stérilisés. Une fois que vous les aurez refermés hermétiquement, retournez-les sur un torchon et laissez-les refroidir. Conservez au réfrigérateur.

Écorces de citron confites

1 kg d'écorces de citron
1 kg de sucre en poudre
10 cl d'eau

Confectionnez un sirop avec l'eau et le sucre dans une casserole émaillée ou en inox. Une fois que ce liquide parvient à ébullition, plongez les écorces dedans et faites-les cuire à feu très doux jusqu'à complète absorption du liquide.

Surveillez la cuisson pour éviter que les écorces durcissent ou se caramélisent. Retirez-les du feu si cela se produit, même si le sirop n'est pas entièrement absorbé. Si vous en avez fabriqué beaucoup, conditionnez-les dans leur sirop en bocaux stérilisés. Les écorces confites peuvent se conserver pendant 3 semaines.

Lemon curd

5 œufs + 5 jaunes
450 g de sucre en poudre
1/4 l de jus de citron pressé
2 citrons (zestes râpés)
8 c. à soupe de beurre

Battez les œufs entiers et les jaunes avec le sucre dans une terrine jusqu'à ce que le mélange prenne une consistance homogène. Incorporez le jus de citron et les zestes. Chauffez la terrine au bain-marie en la plaçant dans une casserole d'eau bouillante et en remuant sans cesse à l'aide d'une cuillère en bois. La pâte va s'épaissir sans risquer de faire des grumeaux.

Retirez du feu et faites fondre le beurre dans la préparation. Laissez refroidir, puis placez au réfrigérateur. Le *lemon curd* se conserve 3 mois au réfrigérateur.

Marmelade de citron

1,5 kg de citrons
2 kg de sucre en poudre

Coupez les citrons en rondelles aussi minces que possible en jetant les extrémités. Retirez les pépins et placez-les dans un carré de gaze fermé par un lien.

Placez les citrons et le sachet de pépins dans un récipient non métallique, recouvrez d'eau et laissez reposer pendant une nuit.

Disposez les citrons et l'eau dans une sauteuse en acier inoxydable ou en émail. Ajoutez un volume équivalent de sucre et faites cuire à feu doux jusqu'à dissolution du sucre. Augmentez alors le feu et laissez mijoter la marmelade à feu moyen en remuant fréquemment et en écumant pendant environ 30 minutes.

Retirez du feu. Pour vérifier l'épaisseur de votre marmelade, faites tomber une goutte du mélange sur une soucoupe que vous placerez dans le compartiment à glaçons de votre réfrigérateur jusqu'à ce qu'elle soit froide (comptez 5 minutes environ). Retournez la soucoupe : la marmelade devrait à peine couler. Si elle est trop liquide, faites-la recuire à feu moyen à vif, en surveillant la consistance jusqu'à ce qu'elle convienne.

Transvasez votre marmelade dans des bocaux stérilisés que vous fermerez hermétiquement.

Marmelade aux deux citrons

1 kg de citrons verts non pelés et coupés en fines rondelles

250 g de citrons non pelés, coupés en fines rondelles et épépinés

De 2 à 2,25 l d'eau

2 kg de sucre en poudre

Disposez les rondelles de citron et de citron vert avec l'eau dans un grand faitout émaillé ou en inox. Portez à ébullition et laissez bouillir pendant 20 minutes ou jusqu'à ce que l'écorce des fruits devienne tendre. Égouttez et ajoutez de l'eau jusqu'à obtenir 2,25 l de liquide, puis mélangez celui-ci avec les fruits et le sucre dans le faitout. Portez à ébullition et cuisez à feu vif jusqu'à ce que la marmelade glisse d'un bloc d'une cuillère.

Versez la marmelade bouillante dans des bocaux stérilisés que vous fermerez hermétiquement.

Sirop de citron

1 l de jus de citron pressé

1,750 kg de sucre en poudre

Versez le jus de citron dans une terrine et laissez-le reposer jusqu'à ce qu'une fine pellicule se forme à sa surface. Filtrez à travers une étamine et transvasez dans une casserole en acier inoxydable.

Ajoutez le sucre et faites chauffer à feu doux jusqu'à ébullition en remuant constamment. Retirez aussitôt du feu, écumez, filtrez de nouveau, versez dans une bouteille de verre propre et laissez refroidir. Conservez ce sirop au frais.

Conserves salées

Chutney au citron

1,5 kg de citrons
250 g de sucre en poudre
1 c. à café de piment de Cayenne en poudre
2 c. à soupe de sel fin
1/2 c. à café de graines de cardamome
1 pincée de clou de girofle moulu

Lavez et essuyez les citrons.

Pressez-les et versez leur jus dans un récipient non métallique avec le sel. Mélangez et transvasez dans un bocal ébouillanté.

Découpez l'écorce des citrons en lamelles et plongez ces morceaux dans le jus de citron salé. Laissez macérer au soleil pendant une semaine environ, en secouant de temps à autre, jusqu'à ce que les citrons s'attendrissent.

Ajoutez le sucre, le piment de Cayenne, la cardamome et le clou de girofle. Agitez pour bien mélanger et laissez reposer au soleil jusqu'à ce que le sucre se dissolve complètement. Transvasez dans un bocal hermétique stérilisé. Ce chutney se conserve 1 an (au réfrigérateur après ouverture).

Servez ce condiment avec un curry, une viande froide ou même du fromage.

Chutney de citron vert aux graines de moutarde

5 citrons verts
3 petits oignons blancs
1 c. à soupe de sel fin
2 c. à soupe de jus de citron vert pressé
2 petits piments rouges
2 c. à soupe de graines de moutarde
225 g de sucre en poudre

Lavez et essuyez les citrons verts. Coupez-les en rondelles en retirant les pépins, puis détaillez-les en gros morceaux. Placez-les dans une terrine et saupoudrez-les de sel. Laissez macérer pendant 12 heures.

Égouttez les citrons. Disposez-les dans une sauteuse émaillée ou en inox avec les oignons épluchés et hachés, le jus de citron pressé, les piments rouges, les graines de moutarde et le sucre. Portez à ébullition à feu vif, puis baissez le feu et laissez mijoter à feu doux pendant 45-50 minutes, jusqu'à ce que les citrons soient tendres. Versez dans des bocaux stérilisés. Ce chutney se conserve 1 an (au réfrigérateur après ouverture).

Citrons *beldi* (citrons confits au sel)

Citrons à peau lisse et fine
Sel fin
Huile d'olive
10 graines de coriandre par bocal

Lavez soigneusement les citrons, puis incisez-les dans le sens de la longueur. Placez-les dans un récipient creux non métallique, recouvrez-les de sel fin et pétrissez bien les citrons, puis laissez-les dégorger pendant huit jours.

Égouttez les citrons, essuyez-les, puis transférez-les dans des bocaux stérilisés. Recouvrez-les d'huile d'olive, ajoutez les grains de coriandre. Laissez macérer pendant 2 mois avant de consommer ces citrons confits.

Ces citrons, appelés misr *au Maroc, sont un ingrédient traditionnel des recettes d'Afrique du Nord. Ils s'utilisent pour la préparation des tajines ou pour relever le poulet et les sauces.*

Citrons salés en quartiers

Citrons à peau fine
Sel fin ou sel casher

Lavez soigneusement les citrons, coupez-les en quartiers et placez-les dans un récipient hermétique (non métallique) de type Tupperware. Placez au congélateur pendant 8 heures.

Saupoudrez d'une cuillerée à café par citron (pour 4 quartiers), refermez hermétiquement et laissez reposer à température ambiante pendant 6 jours, en secouant la boîte de temps à autre.

Ces citrons au sel se conservent 6 mois au réfrigérateur (en prenant progressivement une couleur plus foncée).

Citron confit en rondelles

4 gros citrons
8 c. à soupe de gros sel
3 feuilles de laurier
3 petits piments
Huile d'olive

Ébouillantez les citrons, puis coupez-les en rondelles. Disposez ces rondelles dans une passoire non métallique en les saupoudrant de gros sel au fur et à mesure. Laissez dégorger pendant une journée.

Égouttez, rincez et essuyez les rondelles avant de les placer dans un bocal stérilisé avec les feuilles de laurier et les piments. Recouvrez d'huile d'olive. Laissez macérer pendant 1 mois au frais ou au réfrigérateur avant de consommer. Ces citrons confits se conservent 3 mois.

Limes et citrons confits au sel

3 citrons verts
2 citrons jaunes
225 g de gros sel
1/2 l de jus de citron et/ou de citron vert pressé

Fendez les citrons en quatre dans le sens de la longueur en les laissant attachés à une extrémité. Remplissez-les de gros sel, puis placez-les dans un bocal stérilisé en tassant bien. Recouvrez de jus de citron pressé et laissez macérer pendant environ 1 semaine à température ambiante.

Ces citrons confits se conservent 6 mois au réfrigérateur.

Pickles de citron doux

9 citrons
4 c. à soupe de gros sel
1,5 c. à soupe de graines de cumin grillées et écrasées
1 c. à soupe de poivre noir moulu gros
750 g de sucre en poudre
2 c. à soupe de raisins secs sans pépins
8 piments rouges séchés

Lavez les citrons à l'eau froide et essuyez-les bien. Coupez 6 d'entre eux en quartiers en les laissant attachés en bas sur 1 à 2 cm.

Pressez les autres citrons.

Mélangez le sel, le cumin et le poivre noir dans un petit bol, puis versez le tout sur les citrons en veillant à bien les enrober de cette préparation. Disposez les citrons dans un bocal ébouillanté et recouvrez de jus de citron pressé.

Recouvrez d'un linge et laissez reposer pendant 1 semaine.

Transvasez le liquide contenu dans le bocal dans une casserole émaillée ou en inox, ajoutez le sucre et faites cuire à feu doux en remuant jusqu'à ce que celui-ci soit dissous. Ajoutez les citrons et laissez mijoter pendant 8 à 10 minutes en remuant doucement. Incorporez les raisins secs et les piments. Versez dans un bocal stérilisé que vous fermerez hermétiquement. Laissez reposer pendant 1 semaine avant de consommer.

Vinaigre au citron

Zestes de 4 citrons
1/2 l de vinaigre d'alcool blanc ou de vinaigre de cidre

Lavez soigneusement les zestes de citrons et mettez-les à macérer dans le vinaigre pendant 10 à 15 jours dans une bouteille hermétiquement close.

Boissons

Boissons non alcoolisées

Citronnade

4 ou 5 citrons
1 l d'eau
Sucre en poudre

Pressez les citrons. Allongez d'eau et sucrez modérément selon votre goût. Se conserve 2 à 3 jours au frais.

C'est LE breuvage rafraîchissant par excellence, consommé en Égypte depuis le Moyen Âge.

Citronnade omanaise

pour 4 verres

1 bouquet de menthe fraîche
1/2 l d'eau froide
4 c. à soupe d'eau chaude
12 citrons pressés
240 g de sucre

Pour la garniture :
8 feuilles de menthe

Dissolvez le sucre dans l'eau chaude. Placez les feuilles de menthe, l'eau froide, le jus de citron et le mélange d'eau chaude et de sucre dans un robot mixeur. Mélangez jusqu'à ce que les feuilles de menthe soient finement hachées.

Réfrigérez le breuvage pendant 1 heure au moins. Servez dans des verres glacés (placez-les dans le réfrigérateur pendant 15 minutes) et garnissez de feuilles de menthe.

Citronnade *shikanji* (Inde)

1 ou 2 citron(s) jaune(s) ou vert(s)
1 ou 2 c. à soupe de sucre (selon votre goût)
1/4 c. à soupe de sel
1/4 c. à soupe de graines de cumin rôties moulues
300 ml d'eau gazeuse ou de limonade

Pour la garniture :
1 rondelle de citron vert
1 branche de menthe fraîche

Pressez les citrons dans une carafe, ajoutez le sucre et un peu d'eau, mélangez jusqu'à dissolution du sucre. Ajoutez le sel et la poudre de cumin grillé. Allongez le mélange avec l'eau gazeuse ou la limonade. Servez dans un verre décoré d'une rondelle de citron vert et d'un brin de menthe.

Si vous préférez un breuvage moins sucré, diminuez ou supprimez le sucre.

Eau de concombre et citron vert

1 concombre bien ferme
3 citrons verts
3 l d'eau filtrée

Lavez et séchez les citrons verts et le concombre.
Ôtez les deux extrémités des citrons et coupez le concombre en deux. À l'aide d'une mandoline ou d'un couteau bien aiguisé, émincez les citrons en rondelles de 2 millimètres et le concombre en lamelles de 3 millimètres.
Placez-les dans une carafe et versez l'eau par-dessus. Couvrez et placez au frais pendant 2 heures au minimum avant de servir.

Limonade

Jus de 2 citrons pressés
100 g de sucre en poudre
1 l d'eau plate ou gazeuse

Faites dissoudre le sucre dans le jus de citron pressé, puis ajoutez l'eau plate ou gazeuse.

Sherbat (Inde)

pour 4 personnes

225 g de sucre en poudre
1 verre de 250 ml de glace pilée
1 l d'eau

2 citrons
2 c. à soupe d'eau de rose

Pressez les 2 citrons et réservez le jus.

Dans un bol, mélangez le sucre, la glace pilée, l'eau, le jus de citron et l'eau de rose. Quand le sucre est entièrement dissous, filtrez. Servez le *sherbat* dans des verres givrés.

Cocktails

Caipirinha

pour 1 cocktail

6 cl de cachaça
1 citron vert
1 c. à soupe de sucre en poudre

Pour la garniture :
1 rondelle de citron vert

Lavez le citron vert, ôtez ses deux extrémités et coupez-le en 8 ou 9 morceaux en retirant la partie blanche centrale.

Disposez les morceaux de citron dans le verre, versez le sucre et écrasez le tout énergiquement pour extraire le jus du citron. Recouvrez d'une bonne couche de glace pilée (ou de glaçons) afin de remplir le verre à ras bord, puis ajoutez la cachaça, jusqu'à un doigt du bord. Mélangez légèrement à la cuillère et servez aussitôt dans un verre décoré d'une rondelle de citron vert.

Daïquiri

pour 1 cocktail

4 cl de rhum cubain
Jus de 1 citron vert pressé
1 cl de sirop de sucre de canne

Pour la garniture :
Zestes de citron vert
1 rondelle de citron vert

Versez le rhum, le jus de citron vert et le sirop de canne dans un shaker rempli de glaçons. Agitez vigoureusement, passez et transvasez dans un verre. Servez décoré de zestes de citron vert et d'une rondelle de citron vert sur le bord du verre.

Gin-fizz

pour 1 cocktail

Jus de 1 citron
1 c. à café de sucre en poudre
1 blanc d'œuf
10 cl de gin
Eau gazeuse

Pour la décoration :
Zeste de citron

Versez le jus de citron, le sucre, le blanc d'œuf et le gin dans un shaker rempli de glace, agitez vigoureusement et versez dans un verre de type « tumbler ».

Complétez avec de l'eau gazeuse bien glacée et servez avec un zeste de citron.

Grog

pour 1 verre

1 dl d'eau chaude
Jus de 1 citron pressé
1 rondelle de citron
1/2 c. à café de sucre en poudre
2 cl de rhum

Versez l'eau chaude et le jus de citron dans un verre. Posez délicatement à la surface la rondelle de citron saupoudrée de sucre (elle doit flotter). Versez doucement le rhum à la cuillère sur la rondelle de citron, afin qu'il demeure à la surface. Faites flamber le rhum. Buvez aussitôt en veillant à ne pas vous brûler avec les parois du verre.

Kir au citron vert

pour 1 verre

2 c. à café de crème de cassis
3 c. à café de jus de citron vert
Eau fraîche

Mélangez tous les ingrédients et servez aussitôt.

Margarita
pour 1 cocktail

6 cl de tequila
3 cl de triple sec ou de Cointreau
Jus de 1 citron vert

Frappez les ingrédients au shaker avec des glaçons, puis versez dans un verre givré au citron vert et au sel fin.

Pimm's cup
pour 1 cocktail

4 cl de Pimm's
0,5 cl de triple sec ou de Cointreau
4 cl de jus de citron vert
0,5 cl de sirop de sucre de canne
Citronnade (voir recette, p. 157)

Pour la garniture :
Rondelle de concombre

Versez les ingrédients directement dans un verre de type « tumbler » sur des glaçons. Complétez avec la citronnade. Remuez doucement et servez aussitôt décoré d'une rondelle de concombre.

Panaché mexicain

Bière blonde
Jus de citron vert pressé

Pour la décoration :
Sel

Mouillez le bord des verres avec un peu de citron vert, puis retournez-les sur une assiette saupoudrée de sel afin de les « givrer ».

Remplissez-les aux deux tiers de bière et complétez avec le jus de citron vert pressé.

Punch à l'ananas et aux oranges

pour 2 l de punch

1 l de rhum blanc
100 g d'ananas frais
100 g d'oranges
100 g de citrons
1 c. à café de gingembre frais râpé
2 dl de jus d'orange frais

Épluchez l'ananas, les oranges et les citrons à vif. Coupez-les en petits dés dans une terrine, saupoudrez-les de gingembre frais râpé. Arrosez avec le rhum blanc et le jus d'oranges fraîchement pressées.

Laissez macérer 24 heures au réfrigérateur et servez frais.

Shandy au citron

pour 4 personnes

225 g de sucre en poudre
275 ml d'eau
4 bâtonnets de 7-8 cm de zeste de citron
250 ml de jus de citron fraîchement pressé
2 branches de menthe fraîche
Bière glacée (lager ou bière blanche)

Dans une petite casserole, portez à ébullition 250 millilitres d'eau et le sucre en remuant sans cesse jusqu'à la dissolution du sucre. Ajoutez le zeste de citron. Laissez ce sirop refroidir.

Lorsqu'il est à température ambiante, transvasez-le dans une carafe, puis allongez le breuvage avec le reste de l'eau, le jus de citron. Ajoutez la menthe et réfrigérez.

Répartissez cette citronnade dans des verres à bière bien glacés et complétez avec de la bière bien fraîche (1/4 de citronnade pour 3/4 de bière, à ajuster à votre goût).

Ti-punch

pour 1 verre

1 c. à soupe de sirop de sucre de canne
6 cl de rhum blanc
1 c. à café de jus de citron vert

Pour la garniture :
1 rondelle de citron vert

Versez le sirop de sucre de canne dans un petit verre, ajoutez le jus de citron vert puis le rhum. Servez avec ou sans glaçons garni d'une rondelle de citron.

Vin de citron

pour 1 l de vin de citron

2 l d'eau
100 g de sucre
1 citron
1 pincée de levure de bière
1 c. à soupe de sucre en poudre

Faites bouillir l'eau avec le sucre et le citron coupé en rondelles. Laissez refroidir, puis ajoutez la levure de bière et mélangez bien.

Filtrez, puis versez dans une bouteille rincée à l'eau bouillante. Bouchez hermétiquement et laissez reposer dans un lieu frais pendant au moins 1 mois.

Vin chaud

pour 1 verre

10 cl de vin doux
2 c. à café de Grand Marnier
1 rondelle de citron
1/2 gousse de vanille

Mélangez tous les ingrédients dans une casserole et chauffez pendant 2 minutes.

Liqueurs

Limoncello

1 l d'alcool pur
1 l d'eau
500 g de sucre
Zeste de 6 ou 7 gros citrons frais

Lavez les citrons, épluchez-les sans entamer la partie blanche de la peau. Placez les zestes dans l'alcool et laissez macérer pendant une dizaine de jours.

Filtrez pour retirer les zestes. Faites bouillir l'eau et le sucre, puis versez ce sirop dans l'alcool. Filtrez de nouveau et mettez en bouteille.

Servez ce digestif glacé.

Liqueur aux deux citrons

2 citrons
2 citrons verts
250 ml de vodka
250 ml de sirop de sucre

Pelez les citrons jaunes et verts sans entamer la partie blanche de la peau. Placez ces zestes dans un bocal hermétique avec la vodka et laissez macérer pendant 2 semaines.

Filtrez à travers un linge, ajoutez le sirop de sucre et décantez dans une bouteille.

Marinades et sauces

Marinades

Marinade classique

1 oignon vert haché
1 échalote hachée
Persil haché
Ail haché
1 branche de thym
1 feuille de laurier
1 c. à soupe de jus de citron pressé
1 c. à café de sel
1 pincée de poivre
1 c. à soupe d'huile d'olive
1 dl de vin blanc

Mélangez tous les ingrédients dans un plat creux non métallique. Placez les morceaux de viande ou de poisson dans cette marinade et laissez reposer au réfrigérateur pendant 30 minutes pour le poisson et 2 à 3 heures pour la volaille et le veau. Vous pouvez aussi placer le tout dans des sacs en plastique pour congélation.

Cette marinade convient pour les viandes blanches et le poisson.

Marinade à l'italienne pour les légumes

1 dl d'huile d'olive
7 dl d'eau

Jus de 2 citrons
Bouquet garni
1 c. à café de graines de fenouil
1 côte de céleri-branche
12 grains de poivre noir

Placez tous les ingrédients dans une casserole émaillée ou en inox et portez à ébullition. Baissez le feu et laissez frémir pendant 20 minutes.

Plongez les légumes cuits de votre choix (petits artichauts, asperges, courgettes, carottes, etc.) dans cette marinade très chaude en veillant à ce qu'ils soient bien recouverts, laissez refroidir puis placez-les au réfrigérateur pendant au moins 24 heures avant de les consommer.

Marinade orientale pour les brochettes

Jus de 2 citrons et de 2 citrons verts
2 gousses d'ail écrasées
1 petit piment
1 branche de menthe ciselée
Poivre en grains

Mélangez tous les ingrédients dans un plat creux non métallique. Placez les morceaux de viande ou de poisson dans cette marinade et laissez reposer au réfrigérateur pendant 30 minutes pour le poisson, 2 à 3 heures pour la volaille, 12 heures pour le veau et 24 heures pour le bœuf et le porc. Vous pouvez aussi enfermer le tout dans des sacs en plastique pour congélation.

Marinade « chermoula »

2 c. à café de cumin
3 c. à soupe de coriandre fraîche ciselée
2 pincées de piment
4 gousses d'ail
2 c. à café de gingembre râpé
5 cl de jus de citron
10 cl d'huile d'olive
1 pincée de sucre

Mélangez tous les ingrédients dans un plat creux non métallique. Placez les morceaux de viande ou de poisson dans cette marinade et laissez reposer au réfrigérateur pendant 30 minutes pour le poisson, 2 à 3 heures pour la volaille et pour le veau, 12 heures pour le veau et 24 heures pour le bœuf et le porc. Vous pouvez aussi enfermer le tout dans des sacs en plastique pour congélation.

Cette recette est tout particulièrement recommandée pour les poissons blancs.

Sauces

Aïoli

3 gousses d'ail
1 jaune d'œuf
10 cl d'huile d'olive
Jus de 1 citron
Sel

Épluchez les gousses d'ail et écrasez-les dans un mortier avec une pincée de sel. Transvasez-les dans un bol avec le jaune d'œuf, puis versez l'huile petit à petit, très lentement en battant constamment (utilisez de préférence un batteur électrique). Procédez comme pour monter une mayonnaise. Lorsque le mélange a pris la consistance voulue, versez le jus de citron et remuez encore un peu.

Cette sauce accompagne traditionnellement l'aïoli marseillais, plat de poisson et de légumes de saison cuits à la vapeur, mais elle se marie aussi bien avec un poisson ou une viande froide, ou encore des légumes crus.

Beurre au citron (recette n° 1)

250 g de beurre
1/2 c. à café de sel
1 c. à soupe de jus de citron
1/8 c. à café de piment de Cayenne en poudre (ou un trait de Tabasco)
1 c. à soupe de persil haché

Dans une casserole émaillée ou en inox, faites fondre le beurre à feu moyen avec le jus de citron, le persil haché, le sel et le piment de Cayenne. Servez chaud avec des légumes vapeur, du poisson ou des fruits de mer pochés, grillés ou frits.

Beurre au citron (recette n° 2)

2 c. à soupe de vin blanc
1 c. à soupe de jus de citron pressé

1 c. à soupe d'échalote hachée
2 c. à soupe de crème épaisse
250 g de beurre coupé en dés
Sel
Poivre

Chauffez le vin et le jus de citron avec les échalotes pendant 2 minutes dans une casserole émaillée ou en inox. Ajoutez la crème et laissez encore réduire 2 minutes. Incorporez lentement le beurre au fouet. Rectifiez l'assaisonnement.

Servez chaud avec des légumes vapeur, du poisson ou des fruits de mer.

Beurre maître d'hôtel

100 g de beurre ramolli
2 c. à soupe de persil haché
1 c. à café de jus de citron pressé
Sel
Poivre

Battez le beurre jusqu'à ce qu'il prenne une consistance crémeuse, ajoutez le persil haché, le sel, le poivre, puis le jus de citron.

Servez ce beurre dans un bol ou directement sur la viande ou le poisson qu'il doit accompagner.

Crème aigre

Jus d'un citron
1 pot de crème fraîche

Versez le jus de citron sur la crème fraîche, mélangez bien et servez aussitôt.

Cette sauce se marie à merveille avec les poissons fumés.

Citronnette

2 c. à soupe de jus de citron pressé
3 c. à soupe d'huile d'olive
Sel
Poivre

Mélangez tous les ingrédients à votre goût.

Cet assaisonnement remplace avantageusement la vinaigrette avec les salades et les légumes (hormis les tomates, déjà suffisamment acides par elles-mêmes, qui se marient mal avec le citron).

Dip **au citron et à l'estragon**

pour 4 personnes

4 c. à soupe d'estragon frais haché (ou d'estragon séché en poudre)
1 c. à soupe de jus de citron
1/4 l de mayonnaise
2 c. à soupe de câpres

Mélangez bien tous les ingrédients dans le bol d'un robot mixeur. Couvrez et réfrigérez.

Servez accompagné de crevettes, de brochettes de volaille ou de bâtonnets de légumes crus.

Salsa cruda

1 c. à soupe d'oignon doux
1 c. à soupe de feuilles de coriandre hachées
1 c. à soupe de tomatilles hachées
1 piment jalapeño émincé
Jus de 1 ou 2 citrons verts

Mélangez l'oignon doux, la coriandre et les tomatilles. Ajoutez le piment et le jus de citron vert.
Servez avec des légumes crus ou cuits à la vapeur.

Sauce chien

1 oignon frais ou 2 cives
1 morceau de piment
1/2 gousse d'ail
Jus de 1 citron vert
4 c. à soupe d'huile d'olive
Sel
Poivre
10 cl d'eau bouillante

Hachez l'oignon frais ou les cives avec le piment et l'ail. Ajoutez le jus de citron vert, l'huile d'olive, salez, poivrez et allongez d'eau bouillante.
Servez cette sauce avec vos recettes antillaises ou en accompagnement d'un poisson ou de fruits de mer grillés.

Sauce *ponzu*

1 c. à soupe de jus de citron pressé
1 c. à soupe de sauce de soja
1 c. à soupe de bouillon de poisson *dashi*
1 c. à soupe de ciboule hachée

Mélangez tous les ingrédients
Cette sauce accompagne à merveille les viandes grillées.

Entrées

Citrons farcis aux sardines

pour 6 personnes

6 citrons
1,5 c. à soupe de beurre
1 boîte de sardines à l'huile coupées en morceaux (réservez l'huile)
1 petit oignon haché
1 lamelle de 3 cm de poivron vert haché
1 côte de céleri-branche haché
10 cl de mayonnaise
1 œuf dur haché
6 branches de persil

Retirez l'extrémité supérieure des citrons et videz-les à la cuillère. Découpez leur base de manière qu'ils tiennent « debout » à la verticale sur un plat.

Dans une casserole, chauffez le beurre et l'huile des sardines. Faites revenir l'oignon et le poivron dans ce mélange. Laissez refroidir dans un bol.

Incorporez le céleri, la mayonnaise, les sardines en morceaux et l'œuf dur. Mélangez bien et utilisez cet appareil pour farcir les citrons vidés. Placez au réfrigérateur et servez décoré d'une branche de persil.

Fonds d'artichaut marinés

8 fonds d'artichaut
3 c. à soupe d'huile d'olive
3 c. à soupe de jus de citron pressé
1 c. à café de sel
1 pincée de poivre

Faites cuire les fonds d'artichaut (avec les artichauts ou seuls) à l'eau bouillante salée jusqu'à ce qu'ils soient tendres. Laissez-les refroidir, puis détaillez-les en dés.

Mélangez l'huile d'olive, le jus de citron, le sel et le poivre, et plongez les dés d'artichaut dans cette marinade. Placez au frais pendant au moins 1 heure avant de servir.

Insalata di limoni (recette de Procida)

pour 4 personnes

4 citrons de Procida coupés en morceaux,
1 gousse d'ail hachée
Huile d'olive
1 petit piment rouge haché (ou 1 c. à café de piment rouge séché)
Sel
2 branches de menthe fraîche hachée

Épluchez les citrons à vif et coupez-les en dés. Assaisonnez avec l'ail, le piment, le sel, l'huile d'olive et la menthe. Mélangez bien et servez aussitôt.

Salade de citron

pour 4 personnes

3 citrons
Sel
Vinaigre
Huile d'olive
1 branche de menthe fraîche

Épluchez les citrons à vif, de manière à éliminer complètement la peau blanche, puis détaillez la pulpe en rondelles. Assaisonnez avec une pincée de sel, du vinaigre, de l'huile et la menthe hachée.

Cette salade se sert aussi bien en hors-d'œuvre qu'en dessert.

Soupe au citron *avgolemono* (Grèce)

pour 10 personnes

1/2 l de lait
6 jaunes d'œufs
115 g de riz
Persil haché
Zeste de citron râpé
2 c. à soupe de Maïzena
1,5 l de bouillon de poule
60 g de beurre
1/4 l de jus de citron pressé

Sel
Poivre

Mélangez le lait et la Maïzena, puis ajoutez les jaunes d'œufs battus. Réservez.

Portez le bouillon de poule à ébullition dans un faitout, ajoutez le riz et laissez cuire à couvert pendant environ 25 minutes, jusqu'à ce que le riz soit tendre et bien gonflé.

Hors du feu, incorporez le mélange de lait, de Maïzena et d'œuf en remuant constamment. Poursuivez la cuisson jusqu'à ce que le potage épaississe.

Retirez de nouveau du feu pour ajouter le beurre, le persil haché, le jus de citron et le zeste. Servez immédiatement.

Vous pouvez aussi préparer cette recette sans riz et la servir en guise de sauce avec une viande ou un poisson grillé.

Toasts au tarama et citron confit

pour 4 personnes

1 citron confit au sel
150 g de tarama blanc
1 gousse d'ail
Pain grillé

Hachez finement l'écorce d'un quart de citron confit au sel. Mélangez-la au tarama. Tartinez-en des toasts de pain grillé frotté d'ail.

Pâtes et riz

Nibu daar pullao (riz au citron et noix de cajou, Inde)

pour 4 personnes

230 g de riz basmati (cru)
1/2 l d'eau ou de bouillon
1 c. à café de graines de moutarde noires
80 ml de jus de citron pressé
2 c. à soupe d'huile de colza
1/4 c. à café de sel
1/2 c. à café de lentilles *urad dal* cassées
1 bouquet de coriandre hachée
200 g de noix de cajou

Versez le riz dans un égouttoir et rincez-le à l'eau froide, jusqu'à ce que l'eau de rinçage soit claire. Réservez.

Dans une grande poêle, faites revenir les graines de moutarde jusqu'à ce qu'elles commencent à exploser. Ajoutez les lentilles *urad dal* et laissez-les griller jusqu'à ce qu'elles prennent une couleur brune, soit environ 2 minutes. Ajoutez le riz et les noix de cajou que vous ferez cuire environ 2 minutes à feu moyen.

Versez l'eau, le jus de citron et salez. Portez à ébullition, puis baissez le feu, couvrez et laissez mijoter pendant 15 minutes sans jamais retirer le couvercle. Retirez du feu et laissez reposer pendant 5 minutes.

Aérez le mélange à la fourchette et servez garni de coriandre.

Risotto au citron (recette n° 1)

pour 4 personnes

400 g de riz *arborio*
4 citrons
75 cl de bouillon de légumes
1 verre de vin blanc sec
4 c. à soupe de crème fraîche
60 g de parmesan râpé
50 g de beurre
1 oignon
Sel
Poivre

Coupez 3 des citrons en deux et pressez-les. Filtrez le jus à travers une passoire et réservez-le. Prélevez le zeste du quatrième citron.

Mettez le bouillon à chauffer dans une casserole.

Faites mousser le beurre dans une sauteuse pour y mettre l'oignon à dorer. Versez le riz, salez, remuez pendant 3 à 4 minutes.

Mouillez avec le vin blanc jusqu'à ce qu'il s'évapore, puis ajoutez progressivement le bouillon de légumes chaud. Laissez cuire pendant 15 minutes environ. Quand le riz est presque cuit, incorporez la crème, les 3/4 du jus de citron, le zeste et le parmesan. Remuez énergiquement. Rectifiez l'assaisonnement. Ajoutez le reste du jus de citron.

Risotto au citron (recette n° 2)

pour 4 personnes

400 g de riz
1 oignon haché
50 g de beurre
12 cl de vin blanc
1 l de bouillon de volaille
2 citrons (jus et zestes)
5 c. à soupe de crème fraîche
2 jaunes d'œufs battus
100 g de parmesan

Faites chauffer le bouillon de volaille.

Chauffez le beurre dans une poêle, puis faites revenir l'oignon haché, puis le riz. Mouillez avec le vin blanc, laissez-le s'évaporer, puis versez petit à petit le bouillon de volaille chaud, le jus et les zestes de citron. Laissez cuire pendant 25 minutes jusqu'à la complète absorption du liquide.

Hors du feu, ajoutez la crème fraîche, les jaunes d'œufs et le parmesan.

Risotto au citron et aux herbes

pour 2 personnes

2 petites échalotes hachées
2 c. à soupe de beurre
1 c. à soupe de menthe fraîche hachée
1 c. à soupe de sauge fraîche hachée
1,5 c. à soupe de zeste de citron finement haché
2 c. à soupe de persil haché

2 c. à soupe de jus de citron pressé
50 g de parmesan râpé
230 g de riz *arborio*
125 ml de vin blanc
1 l de bouillon de poule chaud

Dans une sauteuse, faites fondre le beurre et les échalotes. Ajoutez le riz et faites-le revenir pendant 4 minutes. Versez le vin blanc et laissez cuire en remuant jusqu'à ce qu'il soit presque complètement absorbé. Ajoutez 1/4 de litre de bouillon de poule et laissez mijoter à feu moyen. Lorsqu'il est presque complètement absorbé, rajoutez 1 verre de bouillon et ainsi de suite jusqu'à ce que vous l'ayez entièrement utilisé (ou que le risotto soit cuit à point).

Hors du feu, incorporez les fines herbes, le jus et le zeste de citron ainsi que le parmesan. Mélangez et laissez reposer 2 à 3 minutes avant de servir.

Riz au citron piquant

pour 4 personnes

230 g de riz basmati blanc
1/2 l d'eau
1 c. à café de sel
3 c. à soupe de *ghee* (beurre clarifié)
200 g de noix de cajou nature
1/2 c. à soupe de pois cassés jaunes
1 c. à café de graines de moutarde noires
1/2 c. à café de curcuma
80 ml de jus de citron
3 c. à soupe de coriandre grossièrement hachée
50 g de noix de coco hachée

Dans une passoire, rincez le riz à l'eau froide jusqu'à ce que l'eau de rinçage soit claire.

Portez l'eau à ébullition, puis versez dedans le riz, le sel et 1/2 cuillère à soupe de *ghee*. Couvrez et laissez mijoter à feu très doux pendant 20 à 25 minutes sans soulever le couvercle. Le riz doit être ferme et bien gonflé et avoir absorbé toute l'eau. Réservez à couvert.

Faites chauffer le reste du *ghee* à feu moyen, puis faites revenir les noix de cajou jusqu'à ce qu'elles soient bien dorées. Retirez-les à l'aide d'une écumoire, versez-les sur le riz et replacez le couvercle sur ce dernier.

Augmentez un peu la flamme et faites cuire les pois cassés et les graines de moutarde jusqu'à ce qu'ils prennent une teinte grise et éclatent. Versez-les sur le riz, saupoudrez-le de curcuma, de citron et de coriandre. Mélangez délicatement. Servez garni de noix de coco râpée.

Ce plat peut aussi se préparer avec du jus de citron vert.

Scialatielli all'amalfitana

pour 4 personnes

Pour les pâtes :
400 g de farine
3 feuilles de basilic
3 c. à soupe d'huile d'olive
1 pincée de fromage de chèvre râpé
10 cl de lait
Sel
Poivre

Pour la sauce :
600 g de moules, clovisses, supions, etc., décortiqués et coupés en morceaux

150 g de crevettes épluchées
250 g de tomates cerises
20 g d'olives vertes
Câpres au sel de Pantelleria
Filet d'huile d'olive
2 ou 3 gousses d'ail
1 bouquet de persil

Mélangez la farine et le lait. Incorporez progressivement à cette pâte l'huile, le fromage râpé et le basilic ciselé. Salez et poivrez. Laissez reposer pendant environ 30 minutes.

Étalez la pâte avec un rouleau à pâtisserie, puis coupez-la en minces rubans. Plongez-les dans un faitout rempli d'eau bouillante salée.

Pendant que les pâtes cuisent, préparez la sauce. Dans une poêle, faites blondir l'ail finement haché dans l'huile, puis ajoutez les fruits de mer et les crevettes. Laissez cuire 5 minutes, rajoutez les tomates cerises et poursuivez la cuisson pendant 1 minute. Saupoudrez de persil haché et servez aussitôt.

Spaghettis au citron

pour 4 personnes

400 g de spaghettis

Pour la sauce :
200 g de parmesan
1 bouquet de basilic
20 cl d'huile d'olive
2 citrons
Sel / poivre

Faites cuire les spaghettis *al dente*.

Pour préparer la sauce, mélangez bien le parmesan râpé, le basilic haché et l'huile d'olive. Ajoutez le jus d'un demi-citron par convive. Salez, poivrez.

Assaisonnez les pâtes avec ce pesto au citron et servez.

Vous pouvez servir ces pâtes seules ou avec un rôti de veau.

Tagliatelles au citron

pour 4 personnes

600 g de tagliatelles fraîches

Pour la sauce :
20 cl de crème fraîche
1 botte d'estragon ciselé
1 botte de cerfeuil ciselé
1 citron vert (jus et zeste)
250 g de pignons (ou d'amandes) grillés

Mélangez la crème fraîche, l'estragon et le cerfeuil ciselés et le zeste de citron vert dans un bol. Couvrez et laissez macérer au réfrigérateur pendant 30 minutes.

Préparez la sauce en chauffant doucement la crème aux herbes et au citron, le jus de citron vert et les pignons (ou les amandes).

Faites cuire les tagliatelles à l'eau bouillante salée *al dente*, égouttez-les, nappez-les de sauce et servez aussitôt accompagné de parmesan.

Tagliatelles au citron et aux câpres

pour 4 personnes

500 g de tagliatelles fraîches

Pour la sauce :
3 c. à soupe d'huile d'olive + 1 filet
1 gousse d'ail hachée
Jus de 1 citron pressé
1 ou 2 c. à café de câpres de Sicile (selon votre goût)
Zeste râpé de 1 citron non traité
3 c. à soupe de persil plat haché
50 g de parmesan frais râpé
Sel
Poivre

Faites cuire les pâtes *al dente* dans un grand faitout d'eau bouillante salée.

Pendant ce temps, versez l'huile d'olive dans une sauteuse et faites blondir l'ail. Déglacez avec le jus de citron et retirez du feu.

Égouttez les pâtes en réservant environ 10 centilitres de leur eau de cuisson. Versez-les dans la sauteuse contenant l'ail sauté avec les 10 centilitres d'eau de cuisson, 40 grammes de parmesan, le zeste de citron, un filet d'huile d'olive, du sel et du poivre. Mélangez rapidement à feu vif pour bien enrober les pâtes de sauce.

Ajoutez les câpres et saupoudrez de persil et du reste de parmesan. Servez aussitôt.

Légumes

Adas bil Hamod (lentilles au citron, Irak)

pour 8-10 personnes

375 g de lentilles jaunes
2 pommes de terre épluchées et hachées
2 c. à soupe d'huile végétale
6 gousses d'ail écrasées
1 bouquet de coriandre hachée
2 c. à soupe de farine
1 c. à soupe d'eau
60 ml de jus de citron
Sel
Poivre

Faites cuire les lentilles à l'eau bouillante pendant 15 minutes. Ajoutez les pommes de terre et laissez mijoter jusqu'à ce que tous ces légumes soient tendres. Égouttez-les et remettez-les dans la casserole.

Dans une sauteuse, chauffez l'huile et faites revenir l'ail et la coriandre pendant environ 5 minutes. Ajoutez ce mélange à la casserole de lentilles et de pommes de terre.

Combinez la farine et l'eau dans un petit bol, puis versez le tout dans le mélange à base de lentilles. Laissez cuire 30 minutes à feu moyen.

Ajoutez le jus de citron et rectifiez l'assaisonnement, puis servez ce plat chaud ou froid accompagné de pain pita.

Citrons cuits à l'anglaise

4 citrons
1 l d'eau

Faites bouillir l'eau, plongez-y les citrons pendant 15 minutes.
Servez ces citrons cuits avec un poisson au four.

Poissons et fruits de mer

Ceviche de daurade
pour 6 personnes

2 grosses daurades (filets)
Jus de 2 citrons verts
1 gousse d'ail pressée
3 c. à soupe d'huile d'olive
1 oignon violet pelé et coupé en rondelles très fines
Sel
Poivre

Pour la garniture :
1 citron vert

Demandez à votre poissonnier de préparer les filets des daurades en les débarrassant de leur peau et de leurs arêtes. Rincez les filets, essuyez-les avec du papier absorbant et détaillez-les en petits cubes. Disposez-les dans un plat non métallique et arrosez-les généreusement de jus de citron vert. Laissez macérer pendant 1 heure au réfrigérateur, en les arrosant régulièrement pour que le poisson s'imprègne bien de citron, qui va en quelque sorte le « cuire » à froid.

À l'aide d'une écumoire, transvasez les dés de poisson dans un plat creux en les égouttant bien. Arrosez-le de jus d'ail pressé, salez, poivrez et nappez d'huile d'olive. Servez le ceviche parsemé de rondelles d'oignon et garni de rondelles de citron vert.

Filet de saumon poché au citron et au vin

pour 4 personnes

80 ml de jus de citron
125 ml de vin blanc sec
4 filets de saumon
2 c. à soupe de persil haché

Dans une grande sauteuse émaillée ou en inox, portez à ébullition le jus de citron et le vin blanc. Baissez le feu, ajoutez les filets de saumon, couvrez et laissez pocher à feu moyen jusqu'à ce que le poisson se défasse à la fourchette (comptez 5 à 8 minutes).

Retirez le saumon à l'aide d'une écumoire et servez-le aussitôt parsemé de persil.

Gambas marinées au citron vert

pour 4 personnes

20 gambas fraîches ou décongelées

Pour la marinade :
1 oignon rouge
2 gousses d'ail

1 morceau de 3 cm de gingembre
1 bouquet de coriandre
2 citrons verts
2 c. à soupe d'huile d'olive
2 c. à soupe de sauce nuoc-mâm
1 pincée de poivre
1/4 c. à soupe de piment de Cayenne (ou 1 trait de Tabasco)

Retirez la tête des gambas et disposez-les dans un grand plat creux.

Épluchez l'oignon et l'ail. Pelez le gingembre. Coupez l'oignon en petits dés, hachez les gousses d'ail et râpez le gingembre. Rincez, séchez et ciselez la coriandre. Prélevez le zeste des citrons verts et râpez-les. Pressez les citrons.

Transvasez tous ces ingrédients dans une terrine, ajoutez le poivre, le piment de Cayenne, l'huile d'olive et la sauce nuoc-mâm de manière à obtenir une marinade que vous verserez sur les gambas. Laissez mariner pendant au moins 2 heures au réfrigérateur.

Grillez ces gambas marinées au barbecue ou préparez-les sautées dans un wok (ou à la poêle). Servez aussitôt.

Gambas marinées aux deux citrons

pour 4 personnes

1 kg de gambas (ou de grosses crevettes) crues
375 ml de jus de citron pressé
2 citrons verts pressés
4 oignons verts grossièrement hachés
1 c. à soupe de feuilles de coriandre fraîche
2 oignons rouges coupés en tranches fines

Sel
Poivre

Pour la garniture :
1 citron coupé en quartiers
1 citron vert coupé en quartiers

Faites cuire les gambas à l'eau bouillante salée pendant quelques minutes, jusqu'à ce qu'elles deviennent roses.

Égouttez-les et placez-les dans une terrine. Arrosez-les de jus de citron et de citron vert pressé, puis ajoutez les autres ingrédients de la marinade. Laissez reposer au réfrigérateur pendant au moins 2 heures ou toute la nuit. Servez ces gambas garnies de quartiers de citron vert et/ou jaune.

***Salona* (poisson aigre-doux à l'irakienne)**

pour 4-6 personnes

1 kg de filets de poisson blanc (cabillaud, colin…)
100 g de sel fin
70 g de farine
3 c. à soupe d'huile de colza
1 gros oignon blanc
1 c. à soupe de curry en poudre
2 c. à soupe de sel fin
1 c. à soupe de jus de citron vert pressé
5 c. à soupe de sucre roux
1 ou 2 tomates
Poivre

Placez les filets de poisson dans un plat creux et saupoudrez-les généreusement de sel. Laissez-les dégorger pendant 15 minutes, puis rincez-les et essuyez-les à l'aide de papier absorbant.

Versez la farine dans une assiette et farinez les filets de poisson.

Chauffez l'huile dans une grande sauteuse et faites frire les filets de poisson jusqu'à ce qu'ils soient bien dorés. Retirez-les à l'aide d'une écumoire et réservez-les.

Coupez les oignons en rondelles, émincez-les et faites-les revenir dans la même huile de cuisson (ajoutez-en si besoin est) jusqu'à ce qu'ils deviennent transparents. Ne les laissez pas caraméliser.

Ajoutez le curry, le sel, le jus de citron vert et le sucre. Mélangez bien.

Disposez les filets de poisson sur ce mélange et recouvrez d'eau. Goûtez et rectifiez l'assaisonnement pour un bon équilibre des saveurs douce et aigre.

Coupez les tomates en rondelles et placez celles-ci sur le poisson. Portez à ébullition, puis réduisez le feu pour laisser mijoter à couvert pendant 30 à 45 minutes, jusqu'à ce que la sauce ait réduit de moitié.

Ce poisson peut être dégusté aussitôt ou placé une nuit au réfrigérateur afin de permettre aux saveurs de se mêler plus étroitement. Servez-le chaud accompagné de riz.

Viandes, volailles et gibiers

Boulettes de viande à la grecque, sauce au citron

pour 6-8 personnes

Pour les boulettes :
1 kg de bœuf haché
100 g d'oignon finement haché
60 g de riz blanc
1 bouquet de persil haché
2 c. à soupe de sel
1/4 c. à soupe de poivre
4 cubes de bouillon de bœuf
2 c. à soupe de beurre

Pour la sauce au citron :
4 œufs
60 ml de jus de citron pressé
1/4 c. à café de sel
Persil haché

Préparez des boulettes en combinant dans un bol le bœuf, l'oignon, le riz, le persil, le sel et le poivre avec 4 cuillères à soupe d'eau froide. Façonnez des boulettes d'environ 3 centimètres de diamètre.

Faites bouillir dans un faitout 1 litre d'eau additionné des cubes de bouillon et du beurre. À l'aide d'une écumoire, transvasez les boulettes une à une dans ce bouillon, attendez la reprise de l'ébullition. Baissez le feu, puis laissez frémir à couvert pendant 50 minutes.

Préparez la sauce au citron au bain-marie (eau non bouillante) en mélangeant au batteur électrique les œufs et 2 cuillerées à soupe d'eau froide jusqu'à l'obtention d'une mixture légère et aérienne.

Prélevez 4 cuillerées à soupe de bouillon et incorporez-les petit à petit à la sauce sans cesser de remuer. Incorporez ensuite très lentement le jus de citron. Laissez cuire en remuant de temps à autre jusqu'à ce que cette sauce épaississe. Salez, retirez du feu et laissez reposer, toujours au bain-marie, pendant 5 minutes avant de servir.

À l'aide d'une écumoire, transvasez les boulettes dans un plat de service. Nappez-les de sauce, saupoudrez de persil haché et servez avec du riz.

Piccatas **de veau au citron**

pour 4 personnes

4 escalopes de veau coupées très fin
120 g de beurre
4 c. à soupe de persil haché
Jus de 1 citron pressé
2 ou 3 c. à soupe de farine
Sel
Poivre

Détaillez les escalopes de veau en 12 ou 16 petits médaillons de taille identique. Salez-les, poivrez-les et farinez-les légèrement.

Dans une sauteuse, faites fondre 90 grammes de beurre, disposez les médaillons de veau au fond et faites-les revenir à feu moyen 3 minutes de chaque côté, puis disposez-les dans un plat de service chaud.

Faites blondir le reste du beurre, ajoutez le jus de citron pour déglacer, mélangez bien et versez sur les médaillons de veau. Saupoudrez de persil. Servez aussitôt.

Poulet au citron

pour 4 personnes

Marinade classique (voir plus haut, p. 195)
500 g de poulet coupé en morceaux
2 oignons émincés
3 c. à soupe d'huile végétale
15 cl de bouillon de poule
1 citron et 1 citron vert épluchés à vif

Faites mariner les morceaux de poulet au réfrigérateur pendant 1 heure. Égouttez. Filtrez la marinade et réservez-la.

Chauffez l'huile dans une poêle et faites revenir l'oignon, puis le poulet. Mouillez avec la marinade et le bouillon de poule, ajoutez la pulpe du citron et du citron vert coupée en dés. Laissez cuire 25 minutes.

Poulet au citron à la cantonaise

pour 4 personnes

400 g de blanc de poulet sans peau
6 c. à soupe de Maïzena
2 c. à soupe de farine
1 l d'huile pour friture + 1 c. à soupe d'huile végétale

Pour la marinade :
2 c. à soupe de vin de riz (ou de xérès sec)
1 c. à soupe de sauce de soja
2 jaunes d'œufs battus

1 oignon vert finement haché
1 c. à soupe de gingembre râpé
1 pincée de poivre

Pour la sauce au citron :
2 c. à café de sucre en poudre
60 ml de bouillon de poule
1/2 c. à café de sel
1 c. à café de Maïzena
1 c. à café d'huile de sésame (ou huile végétale)
Jus de 1 citron

Pour la garniture :
1 citron coupé en rondelles

Coupez les blancs de poulet en fines lamelles. Dans une terrine, mélangez les ingrédients de la marinade et ajoutez les morceaux de poulet. Laissez reposer pendant 1 heure au minimum en remuant de temps à autre.

Préparez la sauce au citron en mélangeant les ingrédients dans un bol. Réservez.

Versez la farine et la Maïzena dans un sac en plastique pour congélation. Trempez les morceaux de poulet dans le jaune d'œuf battu, puis plongez-les dans le sachet et secouez de manière que le poulet soit bien fariné.

Chauffez environ 1 litre d'huile dans un wok à feu vif. Quand elle commence à grésiller, baissez le feu et mettez les morceaux de poulet à frire. Laissez-les cuire environ 3 minutes, jusqu'à ce qu'ils soient dorés, puis retirez-les avec une écumoire en les égouttant bien. Disposez-les dans un plat.

Videz le wok en ne laissant qu'une cuillerée à soupe d'huile. Versez la sauce au citron. Faites-la chauffer en remuant doucement jusqu'à ce qu'elle épaississe. Ajoutez 1 cuillerée à soupe d'huile végétale pour lui donner de la brillance, mélangez bien et nappez le poulet de cette sauce. Servez aussitôt garni de rondelles de citron.

Poulet au citron à la kazakhe

pour 4 personnes

1 c. à soupe d'huile d'olive
1 poulet d'environ 1,5 kg
1 c. à café de gingembre moulu
1/2 c. à café de paprika
1 gousse d'ail hachée
1 petit oignon haché
1 pincée de safran
1/4 c. à café de noix de muscade moulue
2 c. à café de sel
2 c. à soupe de poivre noir
1/2 l de bouillon de poule
100 g d'olives vertes hachées
4 c. à soupe de zestes de citron émincés

Chauffez l'huile d'olive dans une cocotte et posez le poulet dedans.

Dans un bol, mélangez le gingembre, le paprika, l'ail, l'oignon, la noix de muscade, le safran, le sel et le poivre. Frottez le poulet avec cette mixture et ajoutez de l'eau dans la cocotte de manière que le poulet soit immergé jusqu'à mi-hauteur. Laissez cuire à feu vif jusqu'à ébullition.

Retirez du feu et transvasez dans un plat allant au four et faites cuire à 200 °C pendant 30 minutes. Retournez le poulet et poursuivez la cuisson jusqu'à ce qu'il soit bien doré et tendre (environ 25 minutes). Transvasez-le dans un plat de service chaud.

Versez le jus de cuisson dans une casserole et portez à ébullition. Ajoutez les olives et les zestes de citron. Baissez le feu et laissez frémir pendant 5 minutes. Nappez le poulet avec cette sauce et servez.

Poulet confit aux olives et au citron

pour 4 personnes

1 poulet de 1,3 kg, coupé en 12 morceaux
12 pommes de terre moyennes à chair ferme épluchées
50 g de gingembre frais
1 gros oignon
1 gousse d'ail
1 citron
18 olives noires
1 petit piment rouge
1 c. à café de cumin en poudre
3 c. à soupe de coriandre ciselée
3 c. à soupe d'huile d'olive
Sel
Poivre

Pelez le gingembre, l'oignon et la gousse d'ail. Hachez-les finement.

Faites revenir les morceaux de poulet dans une grande cocotte en fonte avec l'huile d'olive, l'oignon, l'ail et le gingembre.

Baissez le feu et ajoutez le cumin, le sel, le poivre et 20 cl d'eau, ainsi que le piment épépiné. Laissez mijoter à feu très doux pendant 1 heure en remuant de temps à autre.

Rincez le citron et ébouillantez-le pendant 30 secondes avec les olives. Ajoutez-les dans la cocotte, de même que les pommes de terre et poursuivez la cuisson pendant 1 heure supplémentaire.

Cinq minutes avant de servir ce poulet confit, saupoudrez-le de coriandre et laissez reposer à couvert. Mélangez au moment de passer à table.

Sauté de porc pimenté au citron

pour 4 personnes

2 petits citrons
1 kg d'échine de porc coupée en gros dés
2 c. à soupe d'huile d'olive
2 gros oignons pelés et émincés
20 g de gingembre frais pelé et émincé
1 ou 2 piments frais fendus en deux
Sel
Poivre
10 cl de jus de citron pressé
20 cl d'eau, de bouillon de légumes ou bouillon de poule
100 g d'abricots secs
50 g de raisins secs
2 c. à soupe de coriandre ciselée

Ébouillantez les citrons pendant 5 minutes, puis plongez-les dans l'eau froide. Une fois qu'ils sont froids, coupez-les en six.

Dans une sauteuse, faites revenir la viande et les oignons à l'huile. Ajoutez le sucre, le gingembre et le piment. Salez et poivrez. Laissez cuire 5 minutes en mélangeant bien, puis ajoutez les quartiers de citron cuit et le jus de citron. Cinq minutes plus tard, baissez le feu, versez l'eau ou le bouillon et laissez frémir 20 minutes à couvert.

Ajoutez les abricots et les raisins secs, et laissez cuire 10 minutes à découvert jusqu'à ce que le jus réduise. Saupoudrez de coriandre et servez aussitôt.

Tajine d'agneau au citron confit et aux olives

pour 4 personnes

1 kg d'épaule d'agneau détaillée en petits morceaux
1 oignon pelé et finement haché
30 cl d'eau
2 c. à soupe d'huile d'olive
1 gousse d'ail pelée et finement hachée
1 c. à café de curcuma
1 c. à café de ras el-hanout (épices pour couscous)
1 c. à café de cumin en poudre
200 g d'olives vertes dénoyautées
4 citrons confits (voir recette plus haut, p. 147)
1 poignée de feuilles de coriandre fraîche ciselées
Sel
Poivre

Dans une cocotte, faites revenir l'épaule d'agneau dans l'huile d'olive avec l'oignon pendant 5 minutes. Versez l'eau, l'ail, le curcuma, le cumin et le ras el-hanout, salez et poivrez.

Rincez 1 citron confit et détaillez-le en lanières en ne conservant que la peau. Ajoutez-le à l'agneau ainsi que 10 olives vertes.

Versez le tajine dans une cocotte en fonte. Couvrez et mettez au four à 120 °C pendant 2 heures.

Retirez les olives cuites et jetez-les. Rincez les 3 citrons confits restants et le reste des olives. Détaillez la peau des citrons en lanières (jetez la pulpe). Mettez ces citrons et ces olives à cuire pendant 30 minutes au four avec le tajine.

Versez le tout dans un plat (plat à tajine de préférence), saupoudrez de coriandre fraîche et servez.

Tajine de poulet aux olives et aux citrons confits

pour 4 personnes

60 ml d'huile d'olive
1 poulet de 2 kg coupé en 8 morceaux
1 gros oignon finement haché
1/2 c. à café de sel
1/4 c. à café de poivre
1/4 c. à café de gingembre râpé
1 bâtonnet de cannelle
1 pincée de safran
2 petites tomates pelées épépinées et coupées en petits morceaux
4 gousses d'ail finement hachées
1 bouquet de persil plat finement haché
1 bouquet de coriandre finement hachée
1/2 l d'eau ou de bouillon de poule
2 citrons confits
180 g d'olives en saumure

Faites revenir les morceaux de poulet avec l'huile et l'oignon dans une grande cocotte en fonte. Salez légèrement et poivrez, puis ajoutez le gingembre, la cannelle et le safran. Faites dorer à feu vif en retournant les morceaux régulièrement pendant 10 minutes environ.

Ajoutez les tomates, l'ail, le persil, la coriandre et l'eau ou le bouillon et portez à ébullition. Baissez le feu et laissez frémir en remuant de temps à autre pendant environ 1 heure, jusqu'à ce que le poulet soit tendre.

Jusqu'à cette étape, cette recette peut être préparée jusqu'à 2 jours à l'avance. Conservez ce tajine au réfrigérateur dans un récipient couvert et réchauffez-le avant de poursuivre la préparation.

Rincez les citrons confits, essuyez-les et coupez-les en quatre. Débarrassez les citrons de leur pulpe et hachez finement leur peau.

Transvasez les morceaux de poulet dans un plat. Chauffez le jus de caisson à feu vif pendant une dizaine de minutes pour le faire épaissir. Ajoutez le hachis de citrons confits et les olives et laissez mijoter à feu moyen pendant 2 minutes. Rajoutez le poulet et faites-le réchauffer.

Disposez le poulet dans un plat de service. Nappez de sauce et servez.

Desserts

Bavarois au citron

pour 6 personnes

8 jaunes d'œufs
250 g de sucre
1 l de lait
20 cl de jus de citron pressé
7 ou 8 feuilles de gélatine
100 g de crème fraîche

Pour la garniture :
1/4 l de coulis de fruit de votre choix

Battez les jaunes d'œufs et le sucre en mélange mousseux. Faites bouillir le lait et versez-le très lentement. Incorporez le jus de citron.

Mettez les feuilles de gélatine à tremper dans de l'eau froide pendant 15 minutes.

Versez la crème au citron dans une casserole que vous ferez chauffer au bain-marie (eau non bouillante) ou à feu très doux sans cesser de remuer, afin que le mélange épaississe sans faire de grumeaux. Quand il nappe une cuillère sans couler, retirez-le du feu.

Égouttez la gélatine et incorporez-la à cette crème en remuant bien. Laissez tiédir.

Fouettez la crème fraîche, puis ajoutez-la à l'appareil. Versez le tout dans un moule légèrement huilé et laissez prendre au réfrigérateur pendant au moins 3 heures (si vous le pouvez, préparez cette recette la veille). Démoulez ce bavarois sur un plat de service et servez accompagné de coulis.

Biscuits au citron et aux amandes

pour 6 personnes

250 g de farine
120 g de sucre
1 c. à café de zeste de citron
100 g de poudre d'amande
125 g de beurre
Jus de 1 citron

Versez la farine dans une terrine avec le sucre, le zeste de citron, la poudre d'amande et le beurre coupé en dés. Mélangez du bout des doigts pour faire une pâte sablée, ajoutez le jus de citron pour lier. Ramassez la pâte en boule, recouvrez-la d'un torchon et laissez-la reposer pendant 1 heure au frais.

Préchauffez votre four à 150 °C.

Étalez la pâte au rouleau, découpez les biscuits et disposez-les sur une plaque à pâtisserie antiadhésive. Faites-les cuire au four pendant 10 minutes. Ces biscuits se conservent 3 ou 4 jours dans une boîte hermétique.

Cake au citron

pour 4 personnes

3 œufs
175 g de sucre en poudre
Zeste râpé de 2 citrons
1 pincée de sel
10 cl de crème fraîche
140 g de farine
1 c. à café de levure chimique
50 g de beurre fondu
15 cl de rhum
Jus de 1 citron

Dans une terrine, mélangez au fouet les œufs, le sucre en poudre, les zestes de citron et le sel. Incorporez la crème fraîche. Mélangez la farine et la levure, et ajoutez-les à la pâte, ainsi que le beurre fondu, le rhum et le jus de citron.

Préchauffez votre four à 200 °C. Garnissez un moule à cake de papier sulfurisé en laissant dépasser un rebord de 2 centimètres environ. Versez la pâte dedans et enfournez. Après 7 minutes de cuisson, baissez le four à 180 °C et poursuivez pendant 30 minutes. Pour savoir si votre cake est cuit, enfoncez la pointe d'un couteau dedans : elle doit ressortir propre et sèche. Démoulez aussitôt et laissez refroidir.

***Cheesecake* au citron**

pour 8 personnes

250 g de biscuits écrasés
125 ml de beurre fondu
110 g de sucre vanillé
3 gros œufs (jaune et blanc séparés)
240 g de mascarpone
3 c. à café de jus de citron pressé
1 zeste de citron finement râpé
100 g de raisins secs
125 ml de crème fraîche

Mélangez les biscuits écrasés, le beurre et 2 cuillères à soupe de sucre vanillé et pressez cette préparation sur le fond et les parois d'un moule de 20 centimètres de diamètre légèrement beurré, en en conservant environ 4 cuillerées à soupe pour le dessus du *cheesecake*.

Préchauffez votre four à 150 °C.

Battez les jaunes d'œufs et ajoutez progressivement 4 cuillères à soupe de sucre vanillé, le mascarpone, 2,5 cuillerées à soupe environ de jus de citron et le zeste de citron. Battez les blancs d'œufs en neige ferme puis incorporez-les délicatement à l'appareil. Ajoutez les raisins secs. Versez ce mélange dans le moule.

Faites cuire au four pendant 50 minutes ou jusqu'à ce que le dessus de la crème commence à brunir.

Fouettez la crème fraîche avec le reste du jus de citron afin de lui donner un petit goût aigre. Ajoutez le reste du sucre vanillé. Étalez ce mélange à la cuillère sur le *cheesecake* et saupoudrez avec le reste de biscuit. Remettez au four pendant 5 à 10 minutes. Laissez refroidir, puis placez au réfrigérateur jusqu'au moment de servir.

Choux au citron

pour 4 personnes

Pour la pâte à choux :
12,5 cl d'eau
12,5 cl de lait
125 g de beurre
1 c. à café de sel
140 g de farine
4 œufs moyens

Pour la garniture :
100 g de *lemon curd* (voir recette plus haut, p. 149)
10 cl de crème fleurette
4 c. à soupe de sucre glace
Jus de 1 citron

Chauffez l'eau et le lait dans une casserole à fond épais avec le beurre coupé en morceaux et le sel.

Hors du feu, ajoutez la farine en une seule fois en mélangeant au fouet. Faites cuire en fouettant pendant 1 minute, puis ajoutez 3 œufs entiers, un par un, sans cesser de fouetter. Battez le quatrième œuf, puis versez-le progressivement lorsque la pâte est bien lisse.

Confectionnez des choux et disposez-les sur une feuille de papier sulfurisé. Faites-les cuire 30 minutes au four à 150 °C (en position chaleur tournante si votre four propose cette option). Laissez refroidir les choux sur une grille à pâtisserie ou sur la feuille de papier sulfurisé.

Fouettez la crème fleurette en chantilly et incorporez délicatement le *lemon curd.*

Fendez les choux et fourrez-les avec cette crème, à l'aide d'une poche à douille ou avec une cuillère.

Préparez un glaçage en combinant le sucre glace et le jus de citron. Étalez-le sur les choux. Servez.

Vous pouvez remplacer le jus de citron jaune par du jus de citron vert.

Crème brûlée au citron

7 jaunes d'œufs
50 cl de crème fleurette
15 cl de lait entier
80 g de cassonade
Zeste de 1/2 citron
1 c. à café de jus citron pressé

Prélevez la peau d'un demi-citron et faites-la blanchir pendant 10 minutes à l'eau bouillante. Séchez-la avec du papier absorbant et détaillez-la en fins bâtonnets.

Préchauffez votre four à 90 °C.

Faites bouillir le lait avec la crème et les zestes de citron. Mélangez au fouet les jaunes d'œufs avec 80 grammes de cassonade. Versez très lentement le mélange à base de lait bouillant sur cette préparation sans cesser de fouetter. Ajoutez le jus de citron et versez dans des ramequins individuels.

Placez ces ramequins au four pendant 40 minutes. Laissez-les refroidir, puis placez-les au réfrigérateur protégés par du film alimentaire jusqu'au moment de servir.

Vous pouvez poudrer ces crèmes de cassonade que vous ferez caraméliser sous le gril du four.

Crêpes au citron vert

pour 4 personnes

250 g de farine
1/2 l de lait entier
3 œufs frais
Zeste de 1/2 citron vert râpé
4 pincées de sel fin
1 c. à café de cassonade
25 g de beurre fondu

Versez la farine dans un saladier avec le zeste de citron vert, la cassonade, le lait et le sel fin, et mélangez au fouet pour obtenir une pâte lisse et homogène. Ajoutez progressivement les œufs battus, puis le beurre fondu. Laissez reposer la pâte à crêpes pendant 2 heures.

Faites cuire vos crêpes.

Fraises au citron et à la menthe

pour 2 personnes

1 barquette de fraises
1 citron (jus + zeste)
Sucre en poudre
Quelques feuilles de menthe

Disposez des fraises dans un saladier ou dans des coupes individuelles, arrosez-les de jus de citron, saupoudrez-les de sucre en poudre et de zeste de citron. Servez garni de feuilles de menthe ciselées.

Gâteau basque

pour 6 personnes

Pour la pâte :
300 g de farine
200 g de beurre ramolli
200 g de sucre en poudre
1 œuf + 2 jaunes
1 pincée de sel fin
1 citron.

Pour la crème :
25 cl de lait entier
1 gousse de vanille
60 g de sucre
25 g de farine
3 jaunes d'œufs
1 c. à soupe de rhum

Préparez la pâte en battant le beurre et le sucre en crème. Mélangez l'œuf entier et les jaunes, et incorporez-les à l'appareil en remuant bien. Ajoutez le jus de citron sans cesser de remuer.

Versez la farine, et le sel en une seule fois et mélangez énergiquement pour obtenir une pâte sablée fine. Recouvrez de film alimentaire et laissez reposer au frais.

Faites cuire le lait avec la gousse de vanille fendue en deux. Combinez 2 des jaunes d'œufs et le sucre, puis la farine et versez le tout dans le lait chaud en fouettant. Chauffez à feu doux jusqu'à ébullition. Hors du feu, versez le rhum.

Préchauffez votre four à 180 °C pendant 10 minutes.

Divisez la pâte sablée en deux. Étalez la première moitié au rouleau et disposez-la dans un moule beurré de 24 centimètres de diamètre. Versez la crème dans le moule, puis recouvrez de l'autre moitié de pâte étalée. Repliez les bords pour « refermer » le gâteau. Badigeonnez la pâte avec le dernier jaune d'œuf battu. Faites cuire au four pendant 45 minutes. Ce gâteau peut se servir tiède ou froid.

Gelato al limone **(Italie)**

pour 4 personnes

Jus de 3 citrons pressés
Zeste râpé de 3 citrons
200 g de sucre en poudre
1/2 l d'eau
1 gousse de vanille (facultatif)

Faites chauffer l'eau et le sucre avec la vanille dans une casserole. Portez à ébullition, puis baissez le feu et laissez cuire à feu moyen pendant 2 minutes. Retirez ce sirop du feu, ôtez la vanille et écumez avant d'ajouter le jus des citrons et les zestes râpés. Laissez infuser à couvert pendant une demi-heure.

Filtrez à travers une passoire fine, laissez refroidir et placez au congélateur.

Pour obtenir une glace plus blanche et mousseuse, ajoutez-lui un blanc d'œuf avant de la congeler.

Granité au citron

pour 4 personnes

6 gros citrons
200 g de sucre semoule
1/4 l d'eau

Rincez les citrons et épongez-les. Prélevez le zeste de 2 des citrons. Coupez tous les citrons en deux, pressez-les et réservez 1/4 de litre de jus.

Dans une casserole, portez à ébullition l'eau et le sucre. Laissez frémir pendant 2 minutes, puis retirez du feu. Ajoutez le zeste, couvrez et laissez refroidir.

Lorsque ce sirop est froid, ajoutez le jus de citron et mélangez. Filtrez le tout, versez dans un récipient allant au congélateur et placez au congélateur pendant 1 heure environ. À l'aide d'une fourchette, grattez le dessus du mélange afin d'obtenir de petits cristaux glacés : le granité. Servez dans des verres ou des coupes.

Granité au citron et citron vert

pour 4 personnes

3 citrons verts
1 c. à café de jus de citron jaune
10 cl d'eau

Pressez les citrons verts et récupérez leur jus. Râpez un peu de zeste et réservez-le. Ajoutez le jus du citron jaune, l'eau, et mélangez. Versez dans un plat allant au congélateur et placez au congélateur pendant 1 heure environ. À l'aide d'une fourchette, grattez le dessus du mélange afin d'obtenir de petits cristaux glacés : le granité. Servez dans des verres ou des coupes garnis d'un peu de zeste râpé.

Key lime pie

pour 4 personnes

1 rouleau de pâte brisée
4 jaunes d'œufs
2 citrons verts
1 citron jaune
400 g de lait concentré
Sucre glace

Préchauffez votre four à 180 °C. Étalez la pâte brisée dans un moule à tarte. Piquez le fond à la fourchette et glissez le moule dans le four chaud. Faites cuire pendant 20 minutes jusqu'à ce que la pâte dore. Laissez refroidir.

Lavez les citrons. Râpez le zeste des citrons verts dans un bol, ajoutez les jaunes d'œufs et battez au mixeur pendant 5 minutes pour obtenir une mixture mousseuse de teinte jaune pâle, puis incorporez le lait concentré et battez encore pendant 3 minutes.

Pressez les citrons verts et le citron jaune. Versez leur jus dans l'appareil et mixez pendant 1 minute.

Versez cette garniture dans le moule, puis réfrigérez pendant au moins 6 heures. Servez saupoudré de sucre glace.

Un grand classique de la pâtisserie d'outre-Atlantique !

Lemon custard pie (flan au citron)

Lemon curd (voir recette plus haut, p. 149)

Préchauffez votre four à 190 °C.

Remplissez de *lemon curd* un plat à gratin et faites cuire pendant 15 minutes. Laissez refroidir.

Mousse de citron

pour 8 personnes

500 g + 250 g de sucre en poudre
50 cl d'eau
170 g de beurre ramolli et coupé en dés
10 citrons
200 g de crème fleurette
4 œufs

Lavez et essuyez les citrons. Coupez-les en deux, pressez-les et réservez leur jus et les demi-citrons pressés.

Préparez un sirop en portant à ébullition 500 grammes de sucre et l'eau.

Mélangez au fouet dans une terrine les œufs, le reste du sucre et le jus des citrons. Réservez.

Blanchissez les demi-citrons pressés à l'eau bouillante pendant 6 minutes, égouttez-les puis mettez-les à confire dans le sirop de sucre bouillant. Laissez frémir pendant 1 heure. Laissez refroidir, égouttez et réservez au frais.

Versez le mélange d'œufs, de sucre et de jus de citron dans une casserole émaillée ou en inox et chauffez à feu très doux en remuant sans cesse. Hors du feu, incorporez lentement le beurre. Laissez refroidir.

Fouettez la crème fleurette et incorporez-la à la crème au citron froide. Transvasez la mousse obtenue à la cuillère dans les demi-citrons confits. Réfrigérez jusqu'au moment de servir.

Sorbet au citron

pour 1/2 l de sorbet

200 g de sucre en poudre
1/2 l d'eau
7 citrons

Prélevez le zeste d'un des citrons, râpez-le et réservez-le.

Pressez les citrons.

Dans une casserole, faites chauffer l'eau et le sucre en remuant jusqu'à la dissolution du sucre. Ajoutez le jus de citron et le zeste râpé. Laissez refroidir pendant 30 minutes environ.

Versez ce mélange dans un grand bol que vous placerez pendant au moins 3 heures au congélateur.

Soufflé au citron

pour 2 personnes

2 citrons
3 œufs
70 g de sucre
1 pincée de sel fin

Lavez les citrons, râpez leur zeste. Pressez 1 citron et réservez son jus.

Beurrez l'intérieur de 4 ramequins. Préchauffez votre four à 180 °C.

Séparez les jaunes des blancs d'œufs. Fouettez les jaunes avec le sucre pour obtenir un mélange mousseux de teinte jaune pâle. Ajoutez les zestes.

Montez les blancs en neige avec 1 pincée de sel. Lorsqu'ils commencent à bien monter, ajoutez le sucre puis, petit à petit, le jus de citron. Incorporez cette préparation au mélange de jaunes d'œufs et de sucre.

Répartissez dans les ramequins. Saupoudrez légèrement de sucre glace et enfournez. Laissez cuire pendant 7 minutes. Servez aussitôt.

Soufflé glacé au citron

pour 4 personnes

4 œufs
2 citrons
175 g de sucre en poudre
2 c. à soupe d'eau
15 g de gélatine en poudre ou en feuilles
300 ml de crème fleurette fraîche

Pour la garniture :
6 rondelles de citron

Prélevez le zeste des citrons et pressez-les.

Séparez les blancs des jaunes d'œufs. Battez les jaunes dans une terrine avec le sucre et le zeste de citron jusqu'à obtenir un mélange mousseux de teinte jaune pâle (la préparation doit doubler de volume).

Portez à ébullition dans une casserole émaillée ou en inox le jus des citrons et l'eau. Hors du feu, mélangez avec la gélatine jusqu'à complète dissolution. Versez sur les jaunes d'œufs en fouettant pour faire épaissir.

Dans un autre récipient, montez les blancs en neige. Dans un troisième, montez la crème en chantilly. Incorporez délicatement ces deux préparations à l'appareil. Versez dans un plat de type plat à gratin ou dans des ramequins individuels.

Placez au congélateur pendant au moins 3 heures. Servez décoré de rondelles de citron.

Tarte au citron meringuée

pour 6 personnes

1 pâte sablée

Pour la garniture au citron :
4 citrons
1/2 l de lait
5 jaunes d'œufs
10 morceaux de sucre
50 g de sucre en poudre
1 sachet de sucre vanillé
60 g de farine
40 g de beurre

Pour la meringue :
3 œufs
180 g de sucre en poudre

Lavez les citrons, essuyez-les bien, puis râpez les zestes. Pressez 3 citrons ; réservez le jus.

Faites fondre le sucre en morceaux dans une casserole avec les zestes de citron et le lait. Portez à ébullition. Laissez refroidir.

Étalez la pâte sablée dans un moule à tarte.

Préchauffez votre four à 180 °C.

Mélangez les jaunes d'œufs au fouet avec le sucre en poudre, le sucre vanillé et la farine afin d'obtenir un appareil mousseux. Versez-le dans la préparation à base de lait (qui doit être tiède) en remuant bien. Ajoutez le jus des 3 citrons et faites bouillir jusqu'à ce que cette crème épaississe, puis incorporez le beurre.

Versez le tout sur la pâte sablée et faites cuire au four pendant 30 minutes.

Montez trois blancs d'œufs en neige. Lorsqu'ils prennent une consistance ferme, ajoutez le sucre.

Une fois la tarte cuite, étendez la meringue sur la garniture au citron et remettez-la au four en position gril pendant 5 minutes jusqu'à ce que le dessus brunisse. Laissez refroidir, puis réfrigérez.

Zitronenherzen **(cœurs au citron, Allemagne)**

pour 12 personnes

3 jaunes d'œufs
150 g de sucre en poudre
1 c. à soupe d'essence de vanille
300 g d'amandes en poudre
1 c. à café de jus de citron
1/8 c. à café de *baking powder* (ou de levure chimique)
+ sucre en poudre pour plan de travail

Pour le glaçage au citron :
220 g de sucre en poudre
1,5 c. à soupe de jus de citron

Battez les jaunes d'œufs avec le sucre et la vanille jusqu'à obtenir un appareil lisse et bien jaune. Incorporez la moitié des amandes, le jus de citron et la *baking powder*.

Saupoudrez votre plan de travail de sucre et posez votre pâte dessus. Pétrissez en incorporant le reste des amandes, afin d'obtenir une pâte souple. Rassemblez-la en une boule que vous laisserez reposer au frais, recouverte d'un torchon propre pendant environ 1 h 30.

Préchauffez votre four à 200 °C. Disposez une feuille de papier sulfurisé sur une plaque à pâtisserie.

Étalez votre pâte au rouleau sur un plan de travail légèrement saupoudré de sucre. Découpez des biscuits en forme de cœur et disposez-les sur le papier sulfurisé. Faites-les cuire au four pendant 8 à 10 minutes, jusqu'à ce que leurs bords commencent à dorer. Badigeonnez les biscuits encore chauds de glaçage.

Bibliographie

Volkamer Johann, *Nürnbergische Hesperides* (1708).

Gallesio Giorgio, *Traité du citrus* (1811).

Poteau Pierre-Antoine et Risso Joseph-Antoine, *Histoire naturelle des orangers* (1818).

Tennyson Swingle Walter, *The Botany of Citrus and its Wild Relatives* (1943).

Tyôzaburô Tanaka, *Species Problems in Citrus*, Japanese Society for the Promotion of Science (1954).

—, *Notes on the origination and limitation of species in citrus*, Miyazaki Coll. Agr. and Forestry, Bull. 1 : 109-114 (1929).

DANS LA MÊME COLLECTION

Pierre Vican

26 VERTUS BIENFAISANTES DU VINAIGRE

Connu et apprécié depuis l'Antiquité, le vinaigre a de nombreux usages et propriétés, souvent méconnus. Saviez-vous, par exemple, que le vinaigre de cidre : facilite la digestion, soulage les crampes musculaires, soigne certaines affections cutanées, renforce la solidité des os et fortifie les cheveux ? Santé, beauté, bien-être… le vinaigre est un véritable produit miracle !

Découvrez ses applications médicinales et esthétiques et testez ses vertus, assorties de conseils et d'astuces. Vinaigre de vin, de bière, de riz, de Xérès, balsamique… Pierre Vican décrit les différentes variétés de ce « vin aigre » et ses modes de fabrication. En fin d'ouvrage, il propose 60 savoureuses recettes de cuisine à base de vinaigre.

Journaliste et conférencier, ***Pierre Vican*** *est spécialiste de santé naturelle, de diététique, de bien-être et de développement personnel. Il est l'auteur, notamment, de* Pourquoi manger bio *(Delville, 2004),* Aliments astuces beauté *(Delville, 2004) et* L'Huile d'olive *(Anagramme, 2006). On lui doit également* 26 décisions pour retrouver la forme *(Presses du Châtelet, 2008).*

ISBN 978-2-84592-247-1 / H 50-5306-1 / 240 pages / 17,95 €

Pierre Vican

HUILES ESSENTIELLES
LEURS VERTUS BIENFAISANTES

Manque d'énergie, stress, maux de tête, rhume, allergies, petites plaies…, les huiles essentielles offrent des moyens naturels pour surmonter nos états de faiblesse, renforcer nos défenses immunitaires, traiter nos petits maux quotidiens ou encore sublimer notre beauté.

Mais comment extrait-on les principes actifs des plantes aromatiques ? Comment les huiles essentielles agissent-elles sur notre corps ? De l'achillée millefeuille à l'ylang-ylang en passant par la cannelle de Ceylan, de la marjolaine, du bois de santal au romarin ou au sapin baumier, ce guide présente 64 plantes médicinales et leurs applications dans les soins d'hygiène et de santé de toute la famille. Pour chaque affection, il aide à choisir les huiles essentielles les plus efficaces, les mieux adaptées aux besoins de chacun.

ISBN 978-2-84592-285-3 / H 50-5951-4 / 264 pages / 18,50 €

Pierre Ripert

USAGES ET BIENFAITS DU BICARBONATE

Connaissez-vous une substance qui :

- adoucit la peau
- blanchit les dents
- rafraîchit l'haleine
- facilite la digestion
- fait lever les gâteaux
- fait briller l'argenterie
- réduit l'acidité des plats
- fait pétiller les jus de fruits
- blanchit et désodorise le linge
- nettoie parfaitement les surfaces en émail, carrelage ou inox ?

Ce produit étonnant n'est autre que le bicarbonate de soude. D'une totale innocuité, respectueux de l'environnement, il est utilisé depuis l'Antiquité. Redécouvrez, avec ce guide, la façon optimale de l'utiliser tant pour la toilette, l'hygiène, la cuisine, le ménage, que pour soigner ses animaux domestiques et ses plantes d'intérieur.
Une foule de conseils et d'idées, ainsi que des recettes, pour utiliser au quotidien cette « poudre à tout faire » qui n'a pas fini de vous surprendre…

Pierre Ripert est l'auteur de divers ouvrages pratiques, dont *Tout ce qu'un papa doit savoir* (l'Archipel, 2009).

ISBN 978-2-84592-325-6 / H 50-7037-0 / 192 pages / 17,95 €

Cet ouvrage a été composé
par Atlant'Communication
au Bernard (Vendée)

Achevé d'imprimer sur Roto-Page
par l'Imprimerie Floch à Mayenne
en novembre 2011
pour le compte des Presses du Châtelet

Imprimé en France
N° d'impression : 80982
Dépôt légal : novembre 2011